Entwicklung eines liposomalen ‚Drug Delivery'
Systems für die Radiochemotherapie von
Tumorgeweben

Entwicklung eines liposomalen ‚Drug Delivery' Systems für die Radiochemotherapie von Tumorgeweben

Zur Erlangung des akademischen Grades eines

DOKTORS DER NATURWISSENSCHAFTEN

(Dr. rer. nat.)

Fakultät für Chemie und Biowissenschaften

Karlsruher Institut für Technologie (KIT)

genehmigte

Dissertation

von

Dipl.-LMChem. Christin Bednarek

aus Ueckermünde

Dekan: Prof. Dr. M. Bastmeyer
Referent: PD. Dr. U. Schepers
Korreferent: Prof. Dr. Dr. M. Metzler
Tag der mündlichen Prüfung: 20.07.2012

Bibliografische Information der Deutschen Nationalbibliothek
Die Deutsche Nationalbibliothek verzeichnet diese Publikation in der Deutschen Nationalbibliografie; detaillierte bibliografische Daten sind im Internet über http://dnb.d-nb.de abrufbar.
1. Aufl. - Göttingen : Cuvillier, 2012
Zugl.: Karlsruhe (KIT), Univ., Diss., 2012

978-3-95404-280-7

Nonnenstieg 8, 37075 Göttingen
Telefon: 0551-54724-0
Telefax: 0551-54724-21
www.cuvillier.de

1. Auflage, 2012
Gedruckt auf säurefreiem Papier

978-3-95404-280-7

Die vorliegende Arbeit wurde unter der Leitung von Frau Priv.-Doz. Dr. Ute Schepers vom 01. Oktober 2009 bis zum 06. Juni 2012 am Institut für Toxikologie und Genetik, Karlsruher Institut für Technologie (KIT), durchgeführt.

Herrn. Prof. Dr. Dr. Manfred Metzler danke ich sehr für die freundliche Übernahme des Korreferats.

MEINEN ELTERN

„Was du heute kannst besorgen,

das verschiebe nicht auf morgen.“

VOLKSWEISHEIT

Inhaltsverzeichnis

Zusammenfassung

Ziel dieses Promotionsvorhabens war die Etablierung eines liposomalen Drug Delivery Systems zur Kombination der zwei konventionellen Tumortherapiearten Chemo- und Radiotherapie. Dieses System basiert auf einem liposomalen Träger in Kombination mit einem Polyamin-Derivat als molekularen Transporter für die nanoskalige Verpackung und Solubilisierung von Doxorubicin als Zytostatikum (Doxorubicin-Transporter). Eine säurelabile Wirkstoffkupplung sollte dabei die Wirkstofffreisetzung gezielt in sauren Zellkompartimenten oder Geweben unterstützen. Gleichzeitig erfolgte die Inkorporierung von Goldnanopartikeln, die als Radiosensitizer unterstützend zur Bestrahlungstherapie dienen sollen. Angestrebt wurde dabei insbesondere der Einschluss von Doxorubicin-Transporter und Nanopartikeln in die liposomale Membran. Eine gezielte Dimensionierung des liposomalen Systems kann tumorspezifische Anreicherung durch Ausnutzung des EPR-Effektes ermöglichen.

Ausgangspunkt war zunächst die Etablierung der einzelnen Teilsysteme, d.h. des liposomalen Doxorubicin-Transporters sowie der liposomalen Goldnanopartikel. Erfolgreiche Inkorporierung, EPR-Effekt geeignete Größen, sowie Stabilität konnte für beide Teilsysteme verzeichnet werden. Anschließende Kombination des liposomalen Doxorubicin-Transporters und der liposomalen Goldnanopartikel führte zur Etablierung des liposomalen Drug Delivery Systems. Auch für dieses konnten EPR-Effekt geeignete Größen und Stabilität ermittelt werden. Erfolgreicher Transport und intrazelluläre lysosomale Anreicherung der Goldnanopartikel in Zellkernnähe konnte sowohl mittels Spinning Disk Konfokalmikroskopie, als auch durch Einbettung und elektronenmikroskopische Betrachtung gezeigt werden. Weiterhin wurde die angestrebte säurelabile Spaltung und Freisetzung des Doxorubicins aus dem Drug Delivery System nach endozytotischer Aufnahme in Zellen erfolgreich nachgewiesen. Mittels eines Toxizitätstests konnte außerdem Schutzwirkung vor den stark toxischen Einflüssen des Doxorubicin-Transporters nach liposomaler Inkorporierung beobachtet werden. Dies ist besonders wichtig, um nach *in vivo* Applikation die Entstehung von Nebenwirkungen zu minimieren. Dennoch konnte mit Hilfe einer Untersuchung der endothelialen Aufnahme und des transendothelialen Transports sehr deutlich gezeigt werden, dass zwar keine schädigenden Einflüsse auf das Endothel, jedoch aber auf das darunter liegende Gewebe, in dem das Delivery System angereichert wurde, stattfanden. Auch mittels eines Bestrahlungstests konnte ein Trend zur Erhöhung der Bestrahlungswirkung nach Inkorporierung der Goldnanopartikel verzeichnet werden.

So konnte insgesamt die erfolgreiche Etablierung eines stabilen liposomalen Drug Delivery Systems, die intrazelluläre Anreicherung der transportierten Substanzen in angestrebten Kompartimenten sowie auch Effektivität des Systems, erreicht werden.

Einleitung

Neue Methoden in der Synthese und die Verbesserung der biologischen Validierung durch Hochdurchsatzverfahren, auch an lebenden Zellen, führen seit einigen Jahren zu einem Anstieg neuer potentieller Wirkstoffe zur Behandlung verschiedenster Krankheiten. Es steigen ebenfalls die Bemühungen diese Wirkstoffe nicht nur systemisch, sondern auch gezielt in bestimmten Geweben zu applizieren. Dies gilt insbesondere zur spezifischen Ansteuerung (Targeting) von Tumorgewebe und Metastasen. Weit verbreitete Systeme, die zum gezielten Targeting eingesetzt werden, sind Liposomen, Nanopartikel und auch kleinere Strukturen wie Peptide, Peptoide und Polyamine. Sie haben den Vorteil, dass sie viele Wirkstoffe, die aufgrund ihrer physikochemischen Eigenschaften nicht in der Lage sind zelluläre Membranen zu penetrieren, ausreichend verpacken oder solubilisieren und sie dadurch den Geweben und Zellen zugänglich machen.

Absicht dieser zielgerichteten Therapieansätze ist es, die Nebenwirkungen auf gesunde Gewebe zu minimieren. Gegenwärtig bestehen jedoch noch immer Probleme mit den pharmakologischen und physikochemischen Eigenschaften dieser Systeme, weshalb weiterhin zahlreiche Untersuchungen zur Verbesserung des Drug Targeting unternommen werden.

1 Drug Targeting

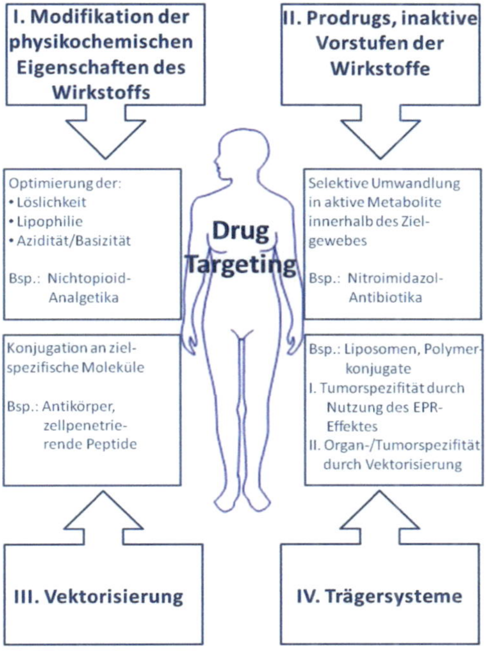

Abbildung 1: Auswahl unterschiedlicher Methoden des Drug Targeting.

Der Begriff des Drug Targeting beschreibt den zielgerichteten Transport eines Wirkstoffs an den gewünschten Wirkort nach systemischer Applikation.[1] Ziel ist es, die Nebenwirkungen auf gesundes Gewebe zu verringern, gleichzeitig aber die pharmakologische Wirkung zu verstärken und zu optimieren.[2, 3] Es gibt unterschiedlichste Ansätze des Drug Targeting,[4] wobei eine Auswahl in Abbildung 1 dargestellt ist.

Eine erste Methode zur Verbesserung der Wirkstoffapplikation ist die Modifizierung, Optimierung oder auch Ausnutzung bestimmter physikochemischer Eigenschaften eines Wirkstoffs. So kann beispielsweise die Löslichkeit, Lipophilie oder auch Azidität/Basizität der Substanzen genutzt werden. Allerdings ist bei dieser Methode die Organspezifität begrenzt. Beispiele für die Ausnutzung dieses Effektes sind Wirkstoffe wie Ibuprofen und Acetylsalicylsäure (Abbildung 2). Diese gehören zur Gruppe der sauren Nichtopioid-Analgetika, die im entzündeten, sauren Gewebe protoniert und damit immobilisiert vorliegen und sich daher dort anreichern.[5, 6] Bei physiologischem pH-Wert hingegen sind sie deprotoniert und liegen in ihrer anionischen Form vor. In diesem Zustand erfolgt keine Anreicherung.[7]

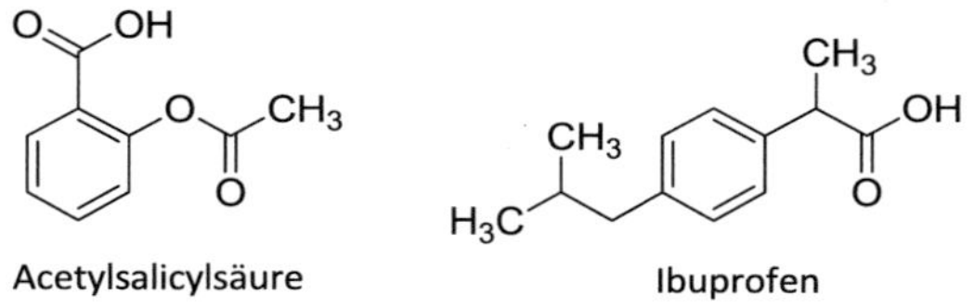

Abbildung 2: Strukturformeln der Nichtopioid-Analgetika Acetylsalicylsäure und Ibuprofen.

Eine weitere Methode des Drug Targeting ist der Einsatz sogenannter Prodrugs.[8-10] Dieses Konzept wurde erstmals durch Adrien Albert im Jahre 1958 beschrieben.[11] Es beruht auf dem Einsatz inaktiver Vorstufen von Metaboliten, die im Zielgewebe in ihre aktive Form umgewandelt werden. Dies wird durch Bindung bestimmter, im Zielgewebe abspaltbarer Moleküle an das aktive Wirkstoffmolekül erreicht. Vorteil dieser Methode ist die Verbesserung der Löslichkeit des Wirkstoffs und der Schutz vor unerwünschter Metabolisierung. Außerdem kann durch geeignete Wahl der Gruppe die Aufnahme in die Zelle sowie die Organspezifität beeinflusst werden. Somit kann mit Hilfe der Prodrugs die Pharmakokinetik eines Medikaments insgesamt optimiert werden.[12] Ein Beispiel zur Ausnutzung dieser Methode sind die zu den Antibiotika gehörenden Nitroimidazole. Sie werden lediglich unter anaeroben Bedingungen durch Bakterien reduziert und dadurch in ihre aktive Form überführt. Nur die aktive Verbindung kann anschließend DNA-Strangbrüche innerhalb der Bakterien induzieren (Abbildung 3).[13]

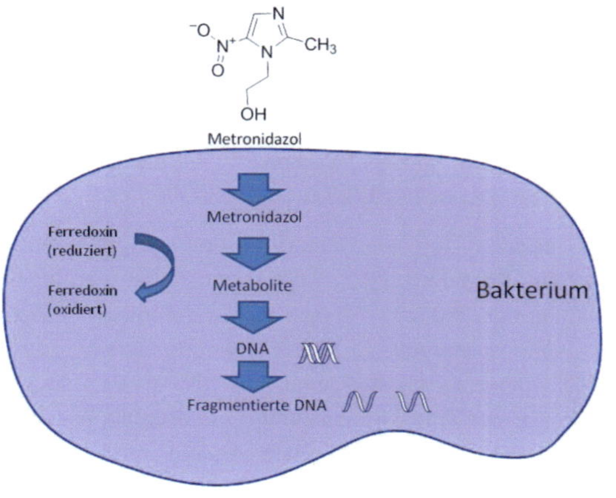

Abbildung 3: Wirkung des beispielhaften Nitroimidazols Metronidazol in einem anaeroben Bakterium.

Auch die Vektorisierung oder Ligandenbindung gehören zu den häufig genutzten Methoden des Drug Targeting. Dabei erfolgt die Konjugation des Wirkstoffs an ein Molekül, das den spezifischen Transport in das Zielgewebe oder die Zielzelle steuert. Als Vektoren bzw. Liganden kommen die verschiedensten Arten von Molekülen zum Einsatz, beispielsweise Polypeptide,[14, 15] Zucker[16-18] oder Fettsäuren.[19] Auch Viren wurden bereits für diese Methode des Drug Targeting eingesetzt.[20, 21] Am weitesten verbreitet sind jedoch die Bindung und der spezifische Wirkstofftransport mit Hilfe von Antikörpern.[22-26] Diese Antikörperkonjugate können an spezifische Rezeptoren der Zielzellen oder Zielgewebe binden und anschließend mittels Endozytose in die Zielzellen gelangen. Freisetzung des Wirkstoffs kann dann lysosomal durch Abspaltung des Antikörpers erreicht werden (Abbildung 4).[27]

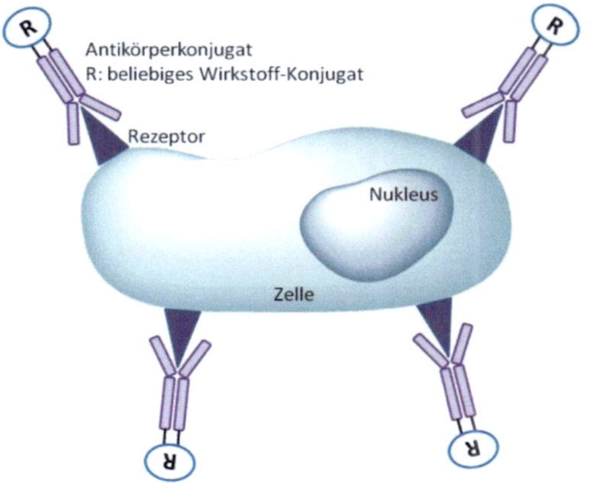

Abbildung 4: Darstellung der Bindung von Antikörperkonjugaten an eine Zielzelle

Ein Beispiel hierfür ist der Prostata-spezifische Transport zytotoxischer Wirkstoffe nach Bindung an monoklonale Antikörper. Diese binden an das sogenannte Prostata-spezifische Membran-Antigen (PSMA), welches in den meisten Prostatatumoren überexprimiert wird, und werden anschließend schnell internalisiert. Dieses spezifische Targeting konnte bereits durch mehrere Gruppen gezeigt werden.[28-30] Weitere Studien hierzu sind in einem Übersichtsartikel von Elsasser-Beile et al. zu finden.[31]

Ein weiteres Beispiel für die Vektorisierung ist die Nutzung der sogenannten zellpenetrierenden Peptide ($CPP_{engl.}$, cell penetrating peptides).[32-34] Dies sind kurze, wasserlösliche Peptide mit der Fähigkeit Zellmembranen rezeptorunabhängig zu penetrieren. Die Aminosäuresequenz dieser Peptide basiert auf Protein-Transduktionsdomänen (PTD), wie sie beispielsweise auch im HIV-TAT-Protein (Humanes Immundefizienz-Virus Transaktivator der Transkription) und im Drosophila Antennapedia-Homeoprotein zu finden sind.[35] Dabei besitzen sie viele Arginin- und Lysin-reiche Domänen. Unter physiologischen Bedingungen sind die CPPs überwiegend positiv geladen.[36] Dadurch lassen sich ihre elektrostatischen Interaktionen mit negativ bzw. zwitterionisch geladenen Biomolekülen wie DNA oder RNA[37, 38] und damit auch mit der Glycocalyx von Zellmembranen,[39, 40] und daher ihre erhöhte Zellaufnahme erklären.[41] Weitere Eigenschaften der CPP sind deren Amphiphilie und Basizität.[42] Zudem ist die Toxizität der CPPs gering.[41] Diese vorteilhaften Eigenschaften werden genutzt, indem unterschiedlichste Wirkstoffe an CPP geknüpft und dadurch in das Zielgewebe, die Zielzellen oder in bestimmte Zellorganellen transportiert werden.[42-46] Beispiele für Cargos, die bereits erfolgreich mit Hilfe von CPPs transportiert wurden, sind Antigene und Peptid-Nukleinsäuren (PNAs),[47, 48] Proteine wie Streptavidin[49] aber auch Fluorophore[46] oder sogar große unilamellare Vesikel ($LUV_{engl.}$, large unilamellar vesicles).[50]

Mit Hilfe der CPPs kann zum einen zellorganellspezifisches Targeting erfolgen. Durch Kupplung von nukleären Lokalisationssequenzen (NLS) kann z.B. gezielter Transport in den Zellkern stattfinden. Auch mitochondriales Targeting durch CPPs konnte bereits erreicht werden. Die dafür genutzten Peptide werden auch als MPPs, mitochondria penetrating peptides, bezeichnet.[51, 52] CPPs können zum anderen auch zum spezifischen Targeting von Organen eingesetzt werden. So beschreiben Hayashi et al.[53] einen leberspezifischen Transport von small interfering RNA (siRNA) mit Hilfe von R8(Octaarginin)-modifizierten Lipidnanopartikeln. Kanazawa et al.[54] gelang nach intranasaler Applikation HIV-TAT-modifizierter Mizellen hirnspezifischer Transport.

Nachteil des Einsatzes von Peptiden als spezifische Wirkstofftransporter ist jedoch deren kurze Halbwertszeit im Plasma. Denn dort werden sie durch Proteasen bzw. Peptidasen degradiert.[55, 56] Für einige CPPs konnte außerdem auch leicht hämolytische Aktivität bestimmt werden.[57] Aus diesem Grund wurde innerhalb der letzten Jahre die Suche nach CPP-Mimetika intensiviert. Zu diesen zählen β-Peptide, Peptoide sowie auch Polyamine (Abbildung 5).

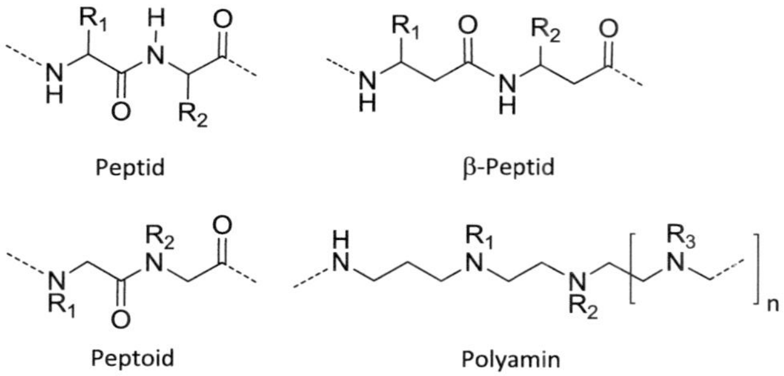

Abbildung 5: Peptide und deren Mimetika.

Im Unterschied zu den natürlichen α-Peptiden befindet sich bei einem β-Peptid die Aminogruppe am β-Kohlenstoff-Atom (Abbildung 5). Peptoide hingegen sind poly-*N*-substituierte Glycine, d.h. die Seitenketten befinden sich am N-Atom des Rückgrats.[46] Auch Polyamine stellen Mimetika der CPPs dar und können daher zum spezifischen Transport eingesetzt werden.[58, 59] Vorteile der unterschiedlichen Mimetika sind zum einen deren Stabilität gegenüber Proteasen und Peptidasen und zum anderen eine längere Verweildauer im Organismus. Ihre strukturelle Synthese erfolgt jedoch in Anlehnung an die CPPs, sodass deren vorteilhafte Eigenschaften weiterhin erhalten bleiben, durch einige Modifikationen sogar noch effizienter und spezifischer genutzt werden können.[60-64] Weiterhin kann durch den Einsatz von CPP-Konjugaten, deren Mimetika oder den bereits erwähnten Prodrugs, die Wirkstofffreigabe, beispielsweise durch pH-abhängige intrazelluläre Spaltung, kontrolliert werden.[34, 46, 58, 61, 62, 65-68]

Insbesondere der Einsatz Polyamin-basierter Strukturen der CPP-Mimetika ist von Interesse, da durch deren natürliches Vorkommen hohe Verträglichkeiten im Organismus gegeben sind. Für einen Übersichtsartikel siehe Hahn & Schepers.[58] Wie auch schon für die CPP beschrieben, liegen Polyamine unter physiologischen Bedingungen überwiegend protoniert vor und interagieren daher insbesondere mit negativ oder zwitterionisch geladenen Biomolekülen, beispielsweise DNA.[69, 70] Ihre Strukturen basieren auf dem Grundgerüst des Spermins oder des Spermidins (Abbildung 6).

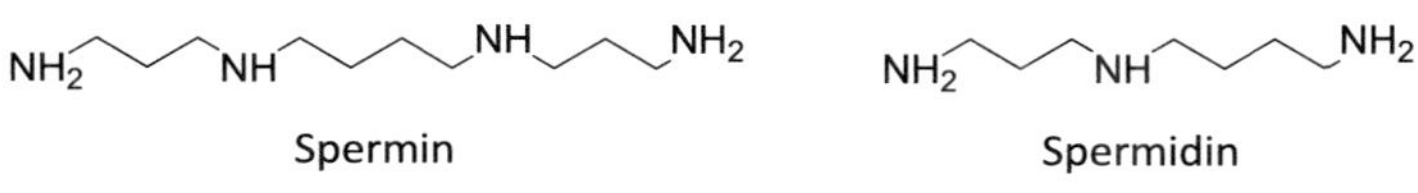

Abbildung 6: Strukturen der Polyamingrundgerüste Spermin und Spermidin.

Diese können mittels unterschiedlicher Seitenketten modifiziert werden, wobei es auch möglich ist Cargos einzuführen. Beispiele für Cargos, die über Polyamine transportiert werden, sind Naturstoffe,[71] Fluorophore,[56, 59, 66] lipophile Reste,[59, 72, 73] aber auch antimikrobielle, antiinflammatorische oder antitumoraktive Wirkstoffe.[66, 74, 75]

Spezifisches Targeting kann auch durch den Einsatz von Antikörperkonjugaten (Abbildung 4), Polymerkonjugaten (Abbildung 7), sowie auch Immunoliposomen (Abbildung 10) erreicht werden. Durch Galactosamin-modifizierte Polymere konnte bereits eine leberspezifische Anreicherung von Doxorubicin verzeichnet werden.[76] Auch die Überwindung der Blut-Hirn-Schranke in Ratten konnte mit Hilfe des monoklonalen Antikörpers OX-26 erreicht werden. Dieser Antikörper wird durch den Ratten-Transferrin-Rezeptor erkannt und kann somit Wirkstoffe in das Hirn transportieren.[77] Die Möglichkeit, Immunoliposomen zum lungenspezifischen Targeting zu nutzen, untersuchten bereits Hughes et al.[78] Als Ligand wurde dabei der monoklonale Antikörper 273-34A genutzt, der an ein Epitop bindet, das überwiegend an den Endothelzellen von Lungenkapillaren vorkommt. Insgesamt konnte eine erhöhte Anreicherung der Immunoliposomen im Vergleich zur Leber bestimmt werden.

Eine weitere Möglichkeit des zielgerichteten Transports von Wirkstoffen stellt die Nutzung sogenannter Trägersysteme dar. Der Wirkstoff wird dabei entweder im Trägersystem verkapselt oder mittels kovalenter oder ionischer Wechselwirkungen an den Träger gebunden. Dies führt zum Schutz des Wirkstoffs vor unerwünschter Metabolisierung. Vorteil dieser Systeme ist deren hohe Beladungskapazität mit dem gewünschten Wirkstoff. Außerdem ist es möglich die Größe sowie die Permeabilität der Systeme zu kontrollieren.[4] Ein Beispiel für die Bindung an das Trägersystem ist die Konjugation an Polymere, wobei in der Regel auch ein Linker benötigt wird (Abbildung 7).[79]

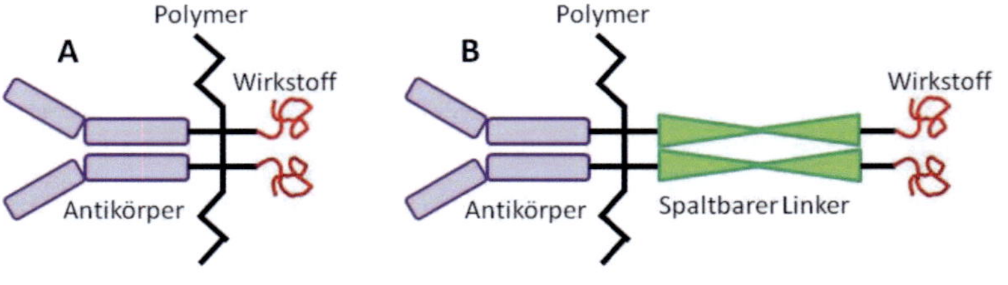

Abbildung 7: Schematische Darstellung eines polymeren Trägersystems zum spezifischen Drug Targeting; **A** ohne spaltbaren Linker; **B** mit spaltbarem Linker.

Auch viele andere Systeme können als Trägersysteme zum Einsatz kommen. Beispielsweise Mikrokapseln,[80-82] Carbon-Shells,[83] Carbon-Nanohorns[84] oder Nanoröhren,[85-88] aber auch Block Copolymere,[89-92] Hydrogele,[93] Mizellen[94, 95] und Liposomen[96-101] können in diesem Zusammenhang aufgeführt werden.

Vielfach kommen liposomale Systeme aufgrund ihrer erleichterten Präparation und Kontrolle der Partikelgröße zur Anwendung. Zudem sind sie in der Regel nicht toxisch, da sie aus natürlichen Substanzen präpariert werden.[102] Liposomen sind vesikuläre Systeme, deren Membran aus einer Doppelschicht oberflächenaktiver Moleküle aufgebaut ist. Üblicherweise bestehen diese aus Phospholipiden, die sich aus einem kugelförmigen hydrophilen Teil und einem schwanzförmigen lipophilen Teil zusammensetzen. Werden oberflächenaktive Moleküle als dünne Schicht mit Wasser suspendiert, ordnen sie sich derart an, dass sie eine Doppelmembran bilden, die an der Außenseite hydrophil und im Inneren lipophil ist. Dies führt dazu, dass das sowohl im Lumen, als auch außerhalb des Liposoms hydrophiles Milieu vorliegt, wobei das Innere der Liposomenmembran lipophil ist. So können zum einen wasserlösliche Substanzen im Lumen des Liposoms und/oder lipidlösliche Substanzen in die Membran aufgenommen und mit Hilfe des Liposoms transportiert werden. Abbildung 8 zeigt ein Liposom nach Einschluss eines Wirkstoffs im Lumen in dreidimensionaler Darstellung.

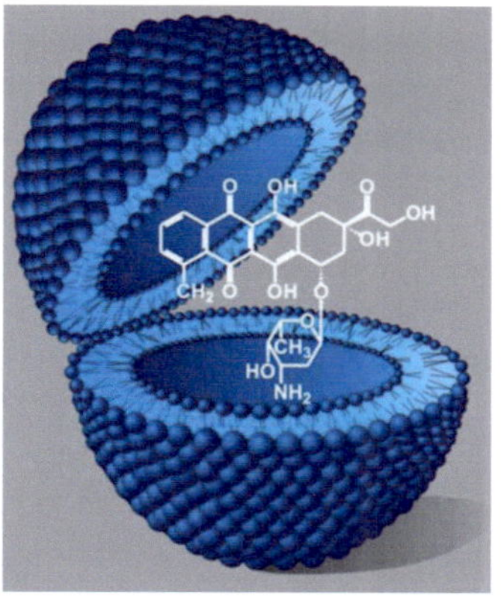

Abbildung 8: 3D-Darstellung eines Liposoms nach Wirkstoffeinschluss.

Je nach Aufbau und Größe werden Liposomen in unterschiedliche Klassen eingeteilt (Abbildung 9)[65, 97, 103, 104]:

- SUV: small unilamellar vesicle (kleine unilamellare Vesikel)
- LUV: large unilamellar vesicle (große unilamellare Vesikel)
- MLV: multilamellar vesicle (multilamellare Vesikel)
- MVL: multivesicular liposome (multivesikuläre Liposomen)

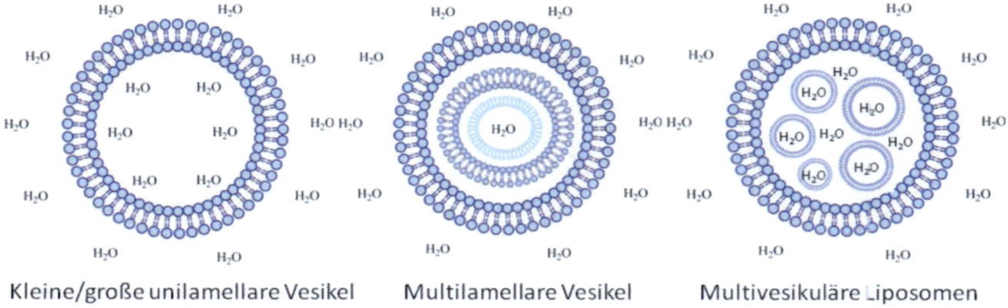

Abbildung 9: Unterschiedliche Klassen von Liposomen.

Ursprünglich wurden Liposomen als Modell zur Untersuchung von Zellmembranen entwickelt. Allerdings wurde schnell deutlich, dass sie für viele weitere Anwendungen genutzt werden können, beispielsweise als Carrier für vielfältige Wirkstoffe oder Antigene. Dadurch kann auch die Freisetzung der transportierten Substanz beeinflusst werden und das Liposom als sogenanntes Slow Release Reservoir wirken. Durch ein Liposom als Carrier werden zum einen Löslichkeitseigenschaften der Substanzen moduliert und auch deren Elimination im Blutstrom weitestgehend verhindert. Zum anderen können über diese Art der Applikation eines Wirkstoffs dessen Nebenwirkungen gesenkt werden.[97, 105, 106]

Allgemein kann die Gewebeselektivität aller genannten Trägersysteme und damit auch der eingeschlossenen oder gebundenen Wirkstoffe außerdem durch Konjugation mit einem Vektor noch zusätzlich gesteigert werden (z.B. Immunoliposomen) (Abbildung 10). Wichtig bei der Nutzung von Trägersystemen ist auch die kontrollierte Freisetzung des Wirkstoffs am Zielort. Daher werden zumeist pH-labile Systeme genutzt, die im sauren endosomal/ lysosomalen System oder im sauren Milieu von Tumorgeweben zur Freisetzung des Wirkstoffs führen.[107, 108] Außerdem kann die kontrollierte Freisetzung auch mittels Ultraschall erreicht werden.[109-111]

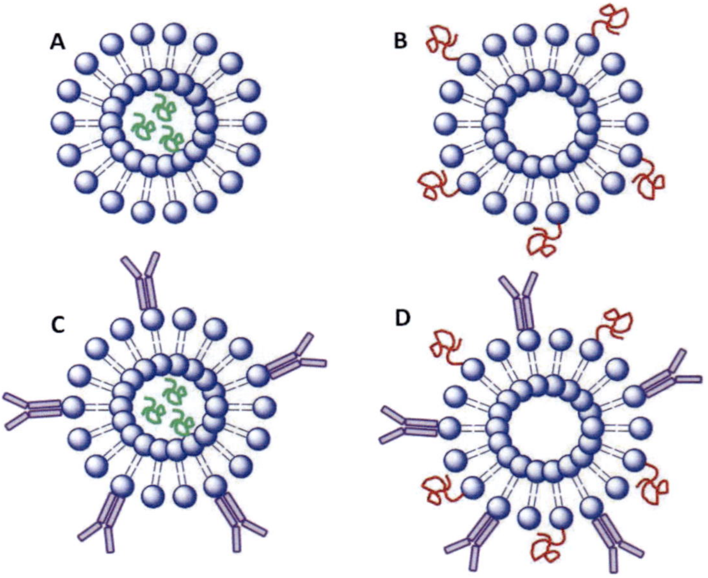

Abbildung 10: Schematische Darstellung unterschiedlicher liposomaler Trägersysteme; **A** Liposom mit Wirkstoffeinschluss; **B** Liposom mit Wirkstoffkonjugation; **C** Liposom mit Wirkstoffeinschluss und Antikörperkonjugation (Immunoliposom); **D** Liposom mit Wirkstoff- und Antikörperkonjugation (Immunoliposom).

2 Tumorspezifisches Targeting

Trotz intensiver und jahrelanger Forschung stellen Tumorerkrankungen nach Herz-Kreislauf-Erkrankungen noch immer die zweithäufigste Todesursache in vielen Teilen der Welt dar. Die einzelnen Phasen, die zur Entstehung einer Tumorerkrankung führen, sind in Abbildung 11 dargestellt.

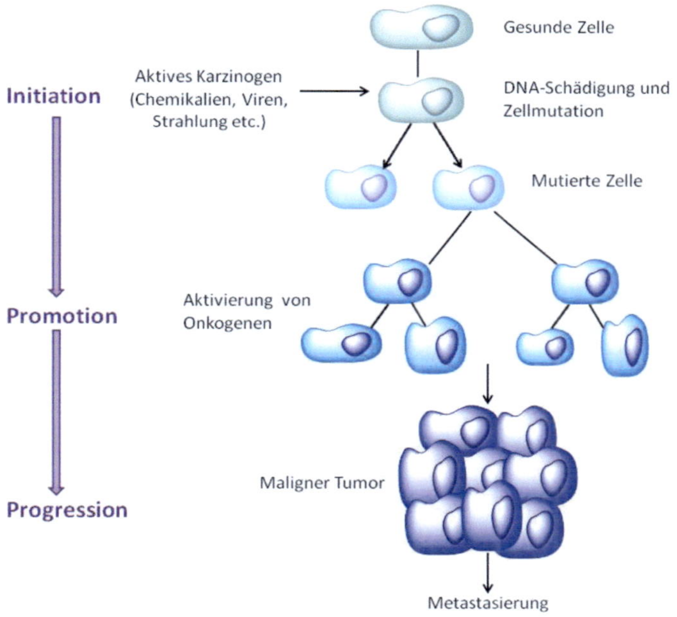

Abbildung 11: Schematische Darstellung der Phasen der Krebsentstehung.

Bei der Initiation kommt es zunächst zur Schädigung einer gesunden Zelle. Da Zellen jedoch über Reparaturmechanismen verfügen, können sie diesen Schaden zumeist beheben. Außerdem kann auch durch weitere Kontrollmechanismen der kontrollierte Zelltod (Apoptose) der geschädigten Zelle eingeleitet werden. Kennzeichnend für Tumorerkrankungen ist eine Störung dieser Kontroll- und Reparaturmechanismen, wodurch es zu erhöhtem Zellwachstum (Entstehung eines Geschwürs, Tumorbildung) kommt (Phase der Promotion). Beschränkt sich das unkontrollierte Wachstum lediglich auf einen bestimmten Körperbereich, so ist das Geschwür im Allgemeinen nicht lebensbedrohlich und wird daher als gutartiger (benigner) Tumor bezeichnet. Bösartige (maligne) Tumore hingegen, können auch in andere Körperbereiche vordringen (Invasion), beispielsweise über Blut oder Lymphe. Dort kann es schließlich zur Bildung von Tochtergeschwüren, Metastasen, kommen (Abbildung 12). Dies wird auch als Phase der Progression bezeichnet.[112, 113]

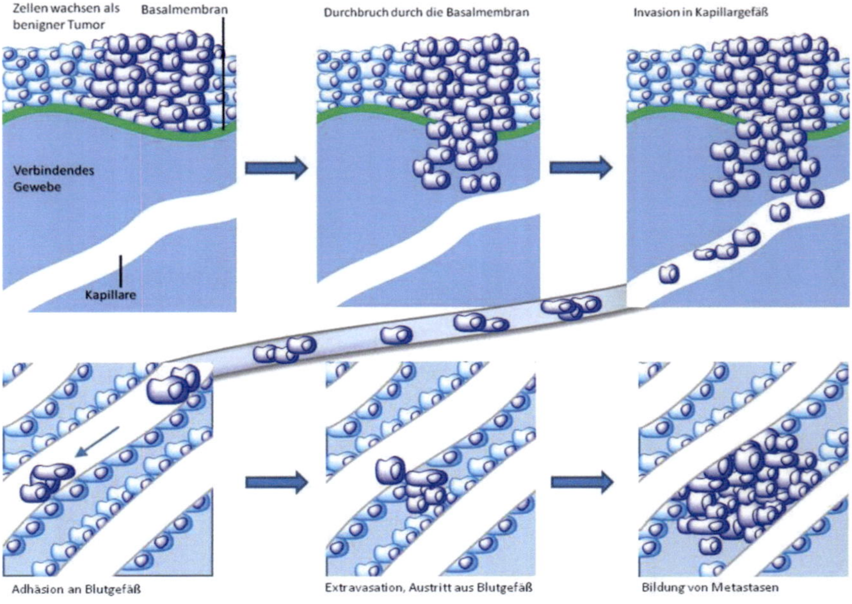

Abbildung 12: Schematische Darstellung der Metastasierung eines Tumors; modifiziert nach Alberts et al.[114]

Zur Therapie von Tumorerkrankungen gibt es die unterschiedlichsten Ansätze. Diese sind in Tabelle 1 in einer kurzen Übersicht mit ihren jeweiligen Vor- und Nachteilen dargestellt. Die operative Entfernung von Tumoren kann nur dann vollständig geschehen, wenn der Tumor genau abgrenzbar ist. In der Regel wird zusätzlich zum Tumorgewebe ein Teil des umliegenden gesunden Gewebes sowie auch benachbarte Lymphknoten entfernt. Ziel ist es eventuell dort angesiedelte Metastasen gleichzeitig zu beseitigen. Als Nebenwirkung bei dieser Therapieform kann es zu Störungen des Lymphflusses und Lymphstau aufgrund entfernter Lymphknoten kommen.[115-117]

Als Chemotherapie bezeichnet man die Behandlung durch Verabreichung sogenannter Zytostatika, d.h. Substanzen, die die Zellvermehrung hemmen oder Zytotoxika, d.h. Substanzen, die schädigend auf Zellen wirken. Zusammenfassend werden diese Wirkstoffe als Chemotherapeutika bezeichnet. Die Behandlung kann lokal oder systemisch und auch einzeln oder in Kombination unterschiedlicher Wirkstoffe erfolgen. Die Wirkung beruht darauf, schnell wachsende Zellen in ihrer Vermehrungsfähigkeit zu beeinträchtigen. Als Chemotherapeutika werden eine Reihe von Substanzen eingesetzt. Einige davon sind mit ihrer jeweiligen Wirkweise und Beispielen in Tabelle 2 zusammengefasst.[118]

Tabelle 1: Auswahl einiger konventioneller Arten der Tumortherapie.

Vorteile	Art der Therapie	Nachteile
+ Zumeist vollständige Entfernung + Post-operative Feststellung von Tumormerkmalen für die weitere Behandlung	**Operativer Eingriff**	– Nur bei soliden abgrenzbaren Tumoren – Nebenwirkungen: gestörter Lymphfluss, Lymphstau
+ Auch Metastasen angegriffen	**Chemotherapie** (Verabreichung zytostatisch wirkender Substanzen)	– Nur schnell wachsende Zellen/Tumore ➔ Starke Nebenwirkungen – Multidrug-Resistance (MDR)
+ Nebenwirkungsarm + Gute Verträglichkeit	**Antihormontherapie** (Unterdrückung der Hormonbildung, die das Tumorwachstum unterstützt)	– Gefahr von Tumorneubildungen durch veränderten Hormonhaushalt – Entwicklung von Resistenzen gegen Hormonentzug
+ Nebenwirkungsarm	**Immuntherapie** (Erkennung tumorassoziierter/tumprspezifischer Antigene, TAA/TSA)	– Keine automatische Immunreaktion
+ Zielgerichtet + Intensität einfach modulierbar	**Strahlentherapie/Radiotherapie** (Einsatz von Röntgen-/Gammastrahlen, Elektronentherapie)	– Nicht lokalisierbare Metastasen nicht erreichbar – Lokale Strahlenschäden
+ Auch tiefliegende Tumore selektiv behandelbar + Leicht wiederholbar	**Hyperthermie** (Einsatz nichtionisierender Strahlenquellen)	– Bisher noch erschwerte Kontrolle der Körpertemperatur – Lokaler Schmerz – Gefahr von Embolien

Tabelle 2: Ausgewählte Chemotherapeutika und deren Wirkweise.

Zytostatikum	Wirkweise	Beispiele
Alkylanzien	Vernetzung von DNA oder Proteinen (→ Ablesen und Neubildung der DNA gestört)	Cyclophosphamid, Hydroxyurea
Antimetabolite	Einbau in DNA (→ spezifische Wirkung während der Zellteilung)	Fludarabin, Gemcitabin
Antitumorantibiotika	DNA-Bruch und Veränderung der Zellmembran	Anthracycline: Doxorubicin, Epirubicin
Platin-Verbindungen	Bindung an DNA und Hemmung von Reparaturenzymen	Cisplatin, Carboplatin
Taxane	Verfestigung von Microtubuli-Fäden	Paclitaxel, Docetaxel
Topoisomerasehemmer	Hemmung von Topoisomerasen	Camptothecin, Teniposid
Vincaalkaloide	Hemmung der Microtubuli-Bildung	Vincristin, Vinblastin

Die verschiedenen Chemotherapeutika unterscheiden nicht zwischen gesunden und erkrankten Zellen. So entstehen die bekannten und zumeist sehr starken Nebenwirkungen wie Haarausfall, Übelkeit und Erbrechen sowie Blutarmut, durch Angriff sich häufig regenerierender Gewebe. Die Stärke der Nebenwirkungen ist fast immer der dosis-limitierende Faktor.

Vorteilhaft bei der Chemotherapie ist, dass auch Metastasen durch die jeweiligen Wirkstoffe in ihrem Wachstum gehemmt werden. Sehr bedeutender Nachteil ist jedoch die Resistenz der Tumorzellen gegenüber zytostatisch oder zytotoxisch wirkenden Substanzen. Dies wirkt sich zumeist auf die verschiedensten Chemotherapeutika aus und wird daher auch als Multidrug-Resistance (MDR, Abbildung 13) bezeichnet.[119, 120]

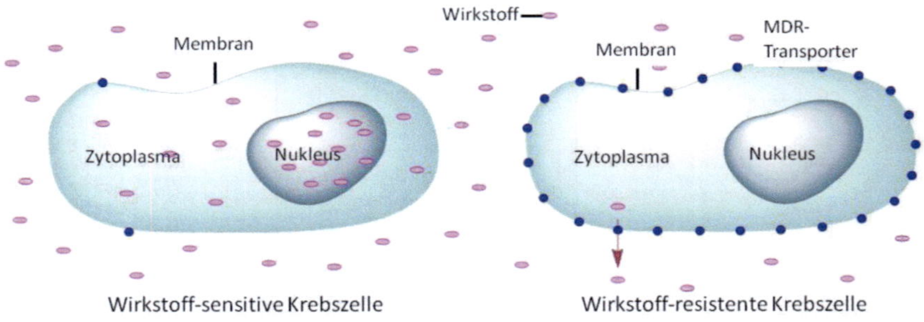

Abbildung 13: Schematische Darstellung der Multidrug-Resistance (MDR) von Tumorzellen; modifiziert nach Szakacs et al.[121]; Ullah.[122]

Diese Resistenz kann inhärent sein oder sich auch während der Behandlung entwickeln.[123] Dabei besitzen die resistenten Zellen eine erhöhte Anzahl sogenannter Multidrug-Resistance (MDR)-Transporter. Mit deren Hilfe werden die in die Zelle gelangten Chemotherapeutika sofort wieder heraustransportiert ohne zuvor ihre Wirkung entfalten zu können.[117, 124] Zu diesen Transportern zählt zum einen das P-glycoprotein (P-gp),[125, 126] das unter anderem mit der Resistenz gegenüber Anthracyclinen[127, 128] und Vincaalkaloiden[129-131] in Verbindung gebracht wird. Verantwortlich für die Bildung des P-gp ist das MDR1 Gen.[120, 132, 133] P-gp ist ein Transporter der ATP-binding cassette (ABC) Superfamilie.[134] Weitere Transporter dieser Superfamilie, die mit MDR in Zusammenhang gebracht werden, sind die MRP1-6 (Multidrug resistance-associated protein 1-6) Homologe[135] und das BCRP (breast cancer resistance protein).[136]

Neben dem Mechanismus des erhöhten Effluxes der Wirkstoffe durch Transportersysteme, werden auch andere, in der Zelle veränderte, Mechanismen für die MDR diskutiert. Beispiele sind eine veränderte Membranpermeabilität und damit veränderte Aufnahmekinetik der Wirkstoffe,[137, 138] Defekte der Apoptose Signalwege[139-141] und Änderung bestimmter Enzymgehalte innerhalb der Zelle (z.B. Glutathion-S-Transferase[142, 143]).

Einige Tumore wachsen verstärkt unter hormonellem Einfluss.[144-149] Die Antihormontherapie nutzt diese Hormonabhängigkeit aus, indem die körpereigene Hormonbildung unterdrückt wird, um das Tumorwachstum einzuschränken. Vorteile dieser Therapieart sind die gute Verträglichkeit und das geringe Ausmaß an Nebenwirkungen. Nachteilig wirkt sich jedoch der veränderte Hormonhaushalt darauf aus, dass dadurch eventuell die Bildung neuer, anderer Tumore begünstigt wird. Zudem kann eine Reihe von Tumoren im Laufe der Behandlung eine gewissen Resistenz gegenüber dem Hormonentzug entwickeln.[150, 151]

Eine weitere Art der Tumorbehandlung ist die Immuntherapie. Ausgenutzt wird hierbei die Erkennung tumorassoziierter bzw. tumorspezifischer Antigene (TAA/TSA), die Tumorzellen von gesunden Körperzellen unterscheiden. Diese können z.B. Anhäufungen bestimmter Merkmale sein oder auch Merkmale, die dem umgebenden Gewebe nicht ähneln. Damit sind diese Antigene nicht unbedingt körperfremd und führen nicht automatisch zu einer

Immunreaktion. Auch die fehlende Entzündungsreaktion erschwert diese Art der Therapie. Kommt es doch zur Auslösung einer Immunreaktion oder wird diese von außen induziert, ist es von Vorteil, dass kaum bis keine Nebenwirkungen hervorgerufen werden.[152-154]

Auch mittels Bestrahlung ist es möglich, einen Tumor in seinem Wachstum zu hemmen. Zum Einsatz kommen dabei elektromagnetische/ionisierende Strahlen wie Röntgen- und Co-60-Gammastrahlen (Linearbeschleuniger, Telekobaltgeräte) für Therapien von tiefliegenden Tumoren oder die Elektronentherapie für Tumore nahe der Oberfläche. Die Bestrahlung führt zu einer indirekten oder direkten Schädigung biologisch aktiver Moleküle, z.B. von DNA oder Enzymen. Die eingesetzte Energiedosis einer Bestrahlung wird in der Einheit Gray (Gy) angegeben. Wichtig bei dieser Therapie ist es, das umliegende gesunde Gewebe zu schonen, beispielsweise durch Bestrahlung aus unterschiedlichen Richtungen, sodass die höchste Strahlendosis im Bereich des Tumors erreicht wird. Nachteil dieser Therapieart ist zum einen, dass nicht lokalisierbare Metastasen nicht durch die Bestrahlung geschädigt werden. Zum anderen kommt es häufig zu Strahlenschäden im jeweils bestrahlten Gebiet, wie z.B. Haarausfall, trockene Haut oder Durchfall. Neuartige Technologien ermöglichen heute jedoch die sehr genaue Einstellung der Bestrahlungsintensität, sodass weitestgehender Schutz des umliegenden Gewebes gewährleistet ist. Zudem kann auch intraoperative Bestrahlung stattfinden, wobei ebenfalls gesundes Gewebes geschützt wird.[116, 117, 150, 155] Viele Studien und Forschungsarbeiten nutzen außerdem den Einsatz sogenannter Radiosensitizer zur Verstärkung der intrazellulären Strahlendosis.[156, 157] Dazu können zum einen chemische Substanzen dienen, die durch Veränderung des Sauerstoffgehaltes innerhalb der Zelle die Bestrahlungssensitivität erhöhen.[158, 159] Beispiele dazu sind Metronidazol[160] und Misonidazol.[161] Aber auch nanopartikuläre Systeme[162] wie Pt-[163] oder Au-Nanopartikel[164-168] dienen als Radiosensitizer, da sie durch erhöhte Absorption der applizierten Strahlung die Dosis pro Gewebe deutlich erhöhen (Abbildung 14).[169]

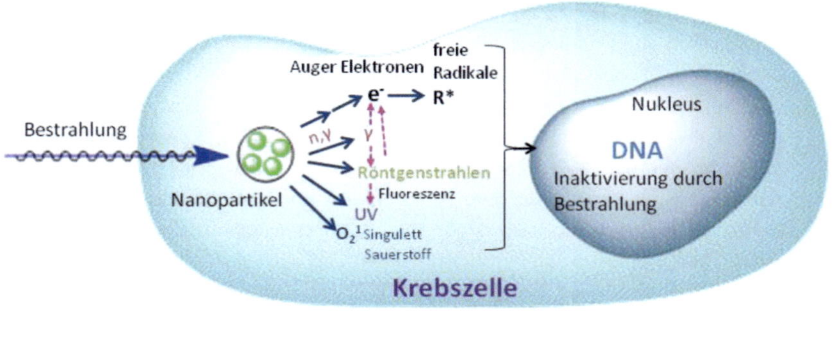

Abbildung 14: Wirkung von Nanopartikeln als Radiosensitizer innerhalb einer Krebszelle.

Je nach Nanopartikel und Bestrahlungsart kommt es innerhalb einer Zelle zur Bildung unterschiedlicher Sekundärprodukte/-strahlen. Diese führen zur Schädigung der DNA und möglichem Zelltod.[170, 171] Gesunde Zellen besitzen vielfältige DNA-Reparatur-Mechanismen.

Diese sind in schnell teilenden Krebszellen jedoch vermindert, wodurch es ermöglicht wird, dass strahlungsinduzierte DNA-Schäden an die Tochterzellen weitergegeben werden. Dies kann zu Akkumulation der Schäden und letzten Endes zum Untergang der Zellen führen.[172] Besonders wirkungsvoll ist in diesem Fall die Formierung von Auger Elektronen als Sekundärprodukte. Diese führen sowohl zur Bildung von Einzelstrang-, als auch (bevorzugt) Doppelstrangbrüchen der DNA.[163] Da die Auger Elektronen sehr niedrige Energiegehalte (< 10 keV, meist < 1 keV) besitzen, ist deren Reichweite sehr gering (< 100 nm).[169] Daher ist die Ausnutzung dieser Sekundärstrahlen besonderes nach Anreicherung der Partikel nahe des Zellkerns sehr effektiv.[164] Vorteilhaft führt dies schlussendlich zur Akkumulation der DNA-Strangbrüche in kleinen Abschnitten der DNA und erhöht toxischer Auswirkung.[169]

Die Verstärkung der Dosis sowie der Wirkung nach Applikation antikörperbeschichteter Au-Nanopartikel wurde am Tiermodell (Maus, subkutanes Mammakarzinom) bereits durch Hainfeld et al.[173] untersucht. Nach selektiver Anreicherung und Retention der Nanopartikel im Tumor konnte eine Reduktion der Tumorgröße um 86% in der Nanopartikel-unterstützten Therapie im Vergleich zu einer Reduktion um 20% ohne Nanopartikel bestimmt werden. Zudem wurden keine Nebenwirkungen beobachtet. Wagner & Yang[174] beschrieben zudem synergistische Wirkung von Bestrahlungs- und Chemotherapie. Diese Effekte führten sowohl zu einer signifikanten Abnahme des Tumorwachstums, als auch erhöhter Tumorzellapoptose und verbesserten klinischen Resultaten im Fall der Behandlung von Brust-, Ovarial- und Lungentumoren.

Auch die Behandlung von Tumoren mittels Hyperthermie ist möglich. Eingesetzt werden dabei nichtionisierende Strahlenquellen (Laser oder Radiofrequenz), die zur lokalen Erhöhung der Körpertemperatur des Patienten auf bis zu 44 °C bis 46 °C führen.[172, 175, 176] Dies kann zytotoxische Effekte und das Auslösen einer Koagulationsnekrose zur Folge haben. Dieser Vorgang wird auch als Thermoablation bezeichnet.[177, 178] Hyperthermie in Form von Thermoablation kann auch durch lokal applizierte superparamagnetische Eisenoxidnanopartikel und Anlegen eines elektromagnetischen Wechselfeldes durchgeführt werden.[179, 180] Der Vorteil dieser Methode liegt darin, dass auch tiefliegende Tumore selektiv behandelt werden können, ohne umgebendes Gewebe zu beschädigen. Denn der Einfluss des magnetischen Feldes ist auf gesundes Gewebe unbedeutend. Zudem ist eine Wiederholung der Behandlung ohne erneute Punktion problemlos möglich, da der Abtransport der Partikel aus dem Tumorgewebe nur langsam stattfindet. Nachteil ist die Gefahr einer Embolie je nach Größe der applizierten Nanopartikel. Dabei sollten Durchmesser von 5 µm nicht überschritten werden und auch keine Tendenz zur Agglomeration gegeben sein. Während der Behandlung kann es zudem zu lokalem Schmerz durch die Hitzeentstehung kommen.[181-185]

Doch auch eine geringere Erhöhung der Körpertemperatur (< 44 °C) wird häufig zur Tumortherapie eingesetzt, denn dadurch können Zellen für bestimmte andere Therapiearten sensibilisiert werden, beispielsweise für eine Chemo- oder Radiotherapie. Nachteilig bei der Hyperthermie als Behandlungsart ist die noch erschwerte Regulation der Erhöhung der

Körpertemperatur, weshalb sie bisher lediglich in Kombination mit den genannten Behandlungen eingesetzt wird.[155]

Diese Übersicht über gängige konventionelle Arten der Tumortherapie lässt erkennen, dass noch immer Forschungsbedarf zur Verbesserung der Behandlungen besteht. Die zahlreichen und zum Teil auch sehr starken Nebenwirkungen führen zur Limitierung vieler Ansätze. Hinzu kommt die bereits erwähnte MDR, die die sonst sehr weit verbreitete Therapieform der Chemotherapie erschwert. Aus diesen Gründen wird eine Kombination unterschiedlicher Therapieansätze und ein gezieltes Targeting von Tumorzellen angestrebt.

Als Ansatz zum Tumortargeting gilt die sogenannte makromolekulare Therapie, bei der die bereits erwähnten Trägersysteme, wie Liposomen, Mizellen etc., zum Einsatz kommen können. Eine besondere Rolle für diese Targetingstrategie spielt dabei die Kenntnis, dass Blutgefäße unter bestimmten Bedingungen ‚undicht' werden können und sich damit ihre Permeabilität erhöht. Dies wurde im Speziellen für Tumorgefäße beobachtet.[186] Grund dafür ist die erhöhte Ausbildung von Blutgefäßen (Angiogenese) zur Versorgung mit Nährstoffen und Sauerstoff, die bereits bei einer Tumorgröße von 100 – 200 µm beginnt.[187] Das Wachstum und die Verzweigungen der Gefäße werden durch die Sekretion von Wachstumsfaktoren (z.B. VEGF, vascular endothelial growth factor[187, 188]), permeabilitätsregulierenden Faktoren (z.B. Bradykinin, Stickoxid[188, 189]), Migrationsstimulatoren (z.B. PDGF, platelet derived growth factor[190]), proteolytischen Enzymen (z.B. Matrix Metalloproteasen[191], Serinproteasen[192]) und Molekülen der Extrazellulärmatrix (z.B. TGF-β, transforming growth factor[193, 194]) induziert. Unter anderem kommt es bei diesem Prozess durch den VEGF-Wachstumsfaktor zur Disruption occludinhaltiger Tight Junctions,[195] die sonst zur endothelialen Konnektivität dienen. Dies führt schließlich zu erhöhter Permeabilität der Blutgefäße. Spezifischer Transport in das Tumorgewebe soll nun diese sogenannten Fenestrationen zur Akkumulation des Trägersystems ausnutzen. Zudem sind Tumore arm an Lymphgefäßen, sodass durch die fehlende Lymphdrainage ebenso der Abtransport der Partikel verhindert wird.[196, 197] Dieses passive Targeting durch partikuläre Systeme durch die hochpermeablen Blutgefäße und folgende Retention aufgrund des fehlenden Lymphsystems, werden auch zusammenfassend als EPR-Effekt (erhöhte Permeabilität und Retention) bezeichnet.[198] Beachtet werden muss dabei jedoch, dass es einen spezifischen Größenbereich gibt, innerhalb dessen die Retention stattfinden kann. Zum einen muss die Phagozytose durch Makrophagen des Blutes, Opsonisierung, d.h. Proteinadsorption der Partikel und/oder die Aufnahme und damit Eliminierung durch Zellen des mononukleären Phagozytensystems (MPS) im retikuloendothelialen System (RES) berücksichtigt werden. Zellen des RES sind insbesondere in Leber und Milz, aber auch im Knochenmark zu finden. Der Aufbau der unterschiedlichen Endothelien eines Organismus ist in Abbildung 15 schematisch dargestellt.

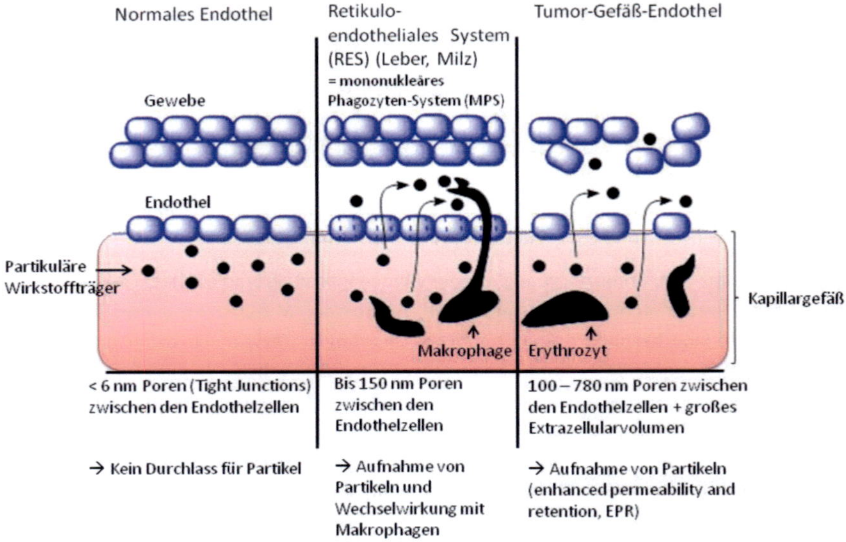

Abbildung 15: Aufbau der unterschiedlichen Endothelien eines Organismus; modifiziert nach Kratz et al.[199]

Normales, gesundes Gewebe besitzt aufgrund von Tight Junctions zwischen den Zellen nur Porengrößen kleiner als 6 nm.[200, 201] Größere Poren sind dagegen im Glomerulus der Niere (40 – 60 nm) sowie im RES (bis zu 150 nm im sinusoidalen Endothel der Leber und Milz) zu finden.[201] Das Tumor-Gefäß-Endothel weist Porengrößen zwischen 100 und 780 nm auf.[202-204] Die tatsächlichen Größen der Fenestrationen sind dabei abhängig vom jeweiligen Tumortyp, dem Stadium der Erkrankung und auch der Körperregion, in der der Tumor liegt.[196] Partikel, deren Größe über einem Durchmesser von 300 bis 400 nm liegt, werden im Blutstrom allerdings als körperfremde Stoffe erkannt und mittels Phagozytose von Makrophagen eliminiert.[205, 206] Somit gilt als Ausschlussgröße zum tumorspezifischen Targeting mittels makromolekularer Therapie: 150 – 300 nm. Innerhalb des Tumorgewebes kommt es dann zur passiven Aufnahme der applizierten Partikel (Abbildung 17). Dies wird auch als Extravasation bezeichnet.

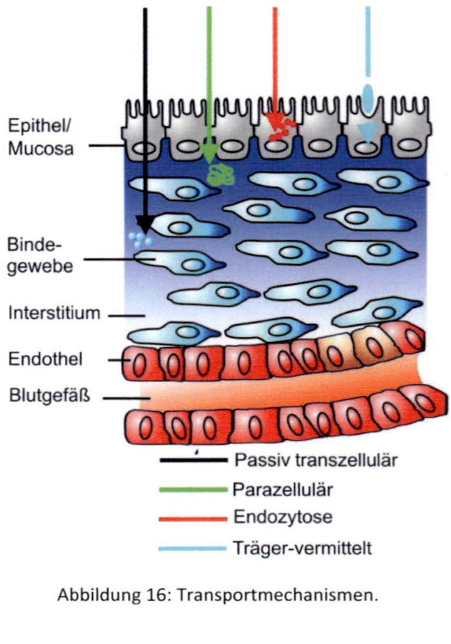

Abbildung 16: Transportmechanismen.

Während sehr kleine Partikel frei zwischen den Zellen hin und her diffundieren können (parazellulärer Transport (Abbildung 16)) werden die größeren aufgrund der ständigen Veränderung der Poren durch die Angiogenese innerhalb des Tumors zurückgehalten.

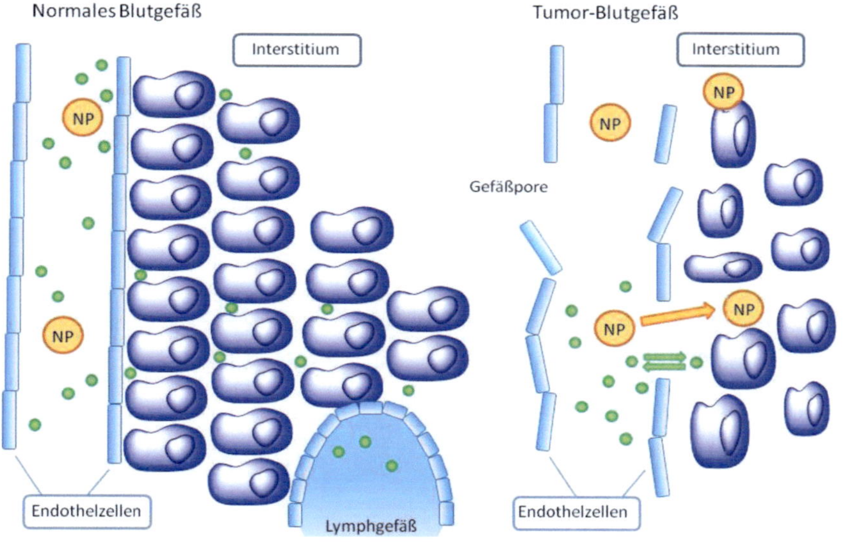

Abbildung 17: Extravasation partikulärer Systeme in Tumorgewebe im Vergleich zu normalem Gewebe; kleine Moleküle (grün) diffundieren frei in das Gewebe und wieder hinaus, dagegen werden Nanopartikel (NP, gelb) im Gewebe zurückgehalten; modifiziert nach Adiseshaiah et al.[196]

Zielsetzung

Positiv geladene Liposomen, Nanopartikel und auch kleinere Strukturen wie Peptide, Peptoide und auch Polyamine sind heute die verbreitetesten Systeme zur systemischen Applikation von Wirkstoffen in lebenden Organismen. Sie dienen hauptsächlich der Verpackung und Solubilisierung verschiedener Wirkstoffe. Neben der systemischen Anwendung stehen heute nicht nur organspezifische Anwendungen, sondern auch ganz besonders tumorspezifische Applikationen im Fokus der Forschung.

Ziel der Arbeit war die Entwicklung eines liposomalen Drug Delivery Systems, das die konventionellen Tumortherapiearten, Chemotherapie und Radiotherapie, verbindet und gleichzeitig Tumorspezifität aufweist. Hierzu sollte zunächst mittels einer definierten Größe des Systems tumorspezifische Anreicherung durch Ausnutzung des EPR-Effektes erreicht werden. Mittels eines molekularen Polyamintransporters sollte weitere Spezifität auf Tumorzellen erzielt werden. Im letzten Schritt sollte die Inkorporierung eines Chemotherapeutikums und von Nanopartikeln, die als Radiosensitizer dienen, beide Therapiearten der Chemo- und Radiotherapie verbinden. Die einzelnen Komponenten dieses Konzepts sind in Abbildung 18 dargestellt.

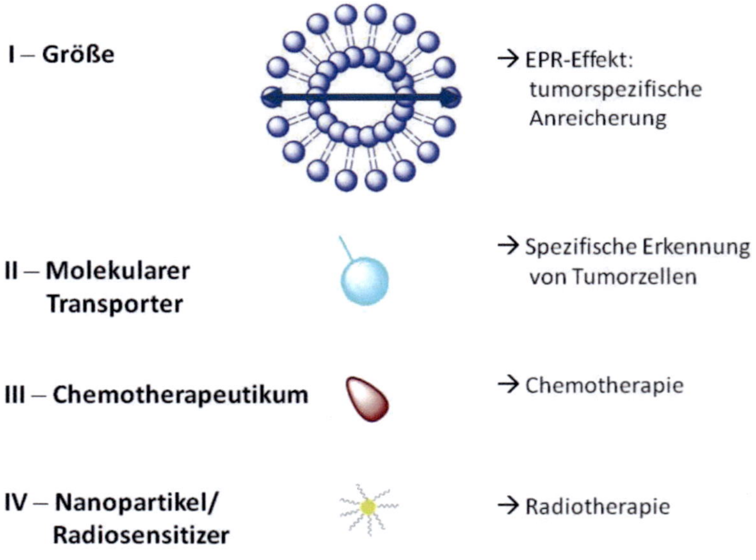

Abbildung 18: Komponenten des liposomalen Drug Delivery Systems.

Die Etablierung des liposomalen Systems in Kombination mit einem Polyamin-Derivat als molekularen Transporter dient zur nanoskaligen Verpackung und Solubilisierung des Zytostatikums und der Goldnanopartikel (Abbildung 19).

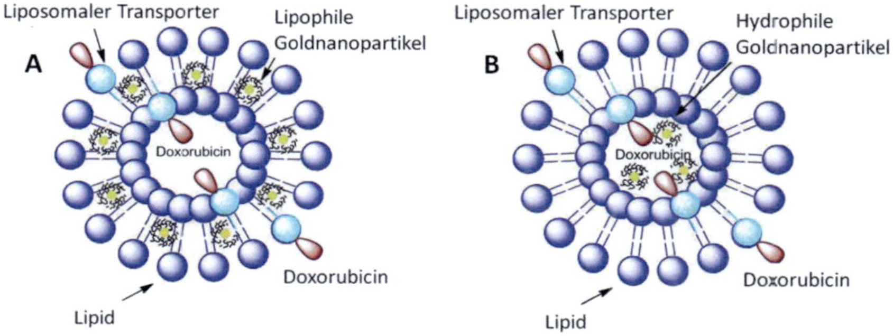

Abbildung 19: Schematische Darstellung des multifunktionalen liposomalen Systems; **A** Inkorporierung lipophil beschichteter Au-NP; **B** Inkorporierung hydrophil beschichteter Au-NP.

Die kombinierten Komponenten sollten zunächst einzeln im liposomalen Verbund getestet werden. Im weiteren Verlauf sollten dabei bildgebende Verfahren zur Lokalisation und Anreicherung *in vitro* durchgeführt werden.

Ergebnisse und Diskussion

1 Liposomales Trägersystem

Zur erfolgreichen Etablierung eines tumorspezifischen Drug Delivery Systems in Form eines multifunktionalen Liposoms wurde vorab ein Modellsystem aus Phosphatidylcholin aus Ei (PC Egg) entwickelt.

1.1 Charakterisierung der Liposomen

Die in dieser Arbeit präparierten Liposomen sollen zu einer tumorspezifischen Anreicherung genutzt werden. Aus diesem Grund wurden Partikelgrößen im Bereich von 150 – 300 nm präpariert. Als Präparationsmethode wurde hierzu die Lipidfilm/Hydratationsmethode mit anschließender Extrusion gewählt. Dabei wurde zunächst das Lipid (1,3 mM, 1 mg/ml) in einem großen Volumen an Chloroform gelöst. Anschließend wurde das Lösungsmittel bei moderater Temperatur (38 – 40 °C) unter Stickstoffstrom langsam verdampft. So entstand ein homogener Lipidfilm am Rand des Gefäßes, der im folgenden Schritt mit einem wässrigen Puffer (hier DPBS) hydratisiert wurde. Dabei kommt es zur spontanen Liposomenbildung. Um eine definierte und enge Größenverteilung zu erreichen, wurde eine Behandlung mit Ultraschall und folgende Extrusion durch eine Membran mit definierter Porengröße durchgeführt.[207] Die Größen der Liposomen wurde anschließend mittels Dynamischer Lichtstreuung (DLS) bestimmt.

1.1.1 Größenbestimmung der Liposomen

Die Dynamische Lichtstreuung (DLS) wird auch als Photonenkorrelationsspektroskopie (PKS) oder Quasielastische Lichtstreuung (QELS) bezeichnet. Sie ist ein optisches Messverfahren zur Bestimmung von Partikelgrößen im Submikronbereich, d.h. unterhalb von 1 µm. Die Messung im Bereich größerer Partikelgrößen ist begrenzt durch die Sedimentation, im Bereich kleinerer Partikelgrößen durch die Lichtintensität des Lasers. Das Prinzip dieser Methode beruht auf der Ausnutzung der Brownschen Molekularbewegung der Teilchen, die sich bei gleicher Temperatur umso schneller bewegen, je kleiner sie sind. Die Probe wird von einem Laser durchstrahlt, das durch die vorhandenen Partikel in verschiedene Richtungen gestreut wird. Die Intensität des Streulichts (Rayleigh-Streuung) wird zeitabhängig mit einem Photomultiplier detektiert. Längere Konstanz der Streurate lässt auf größere Partikel, ständige Veränderung auf kleinere Partikel schließen. Somit kann durch die zeitliche Verteilung der Detektionsereignisse die Partikelgrößenverteilung bestimmt werden.[208-210]

Zur Bestimmung des geeigneten Lipids für die Liposomenpräparation im gewünschten Größenbereich wurde das natürliche Lipid Phosphatidylcholin aus Ei (PC Egg) im Vergleich zum synthetischen Lipid 1,2-Dipalmitoyl-*sn*-glycero-3-phosphatidylcholin (DPPC) getestet. Diese wurden auch in unterschiedlichen Verhältnissen kombiniert. Die gemessenen Größen der präparierten Liposomen sind in Abbildung 20 dargestellt.

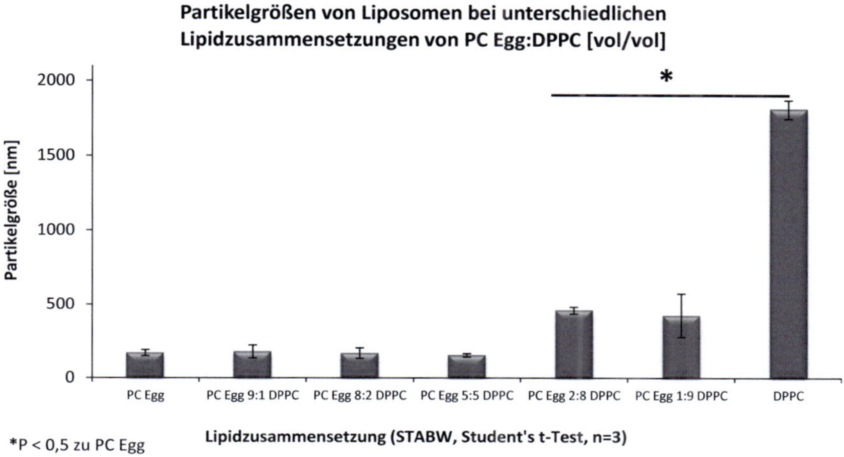

Abbildung 20: Partikelgrößen von Liposomen bei unterschiedlichen Lipidzusammensetzungen von PC Egg:DPPC zur Präparation von Liposomen.

Die gemessene durchschnittliche Größe der Liposomen aus PC Egg (1,3 mM, d.h. 1 mg/ml) direkt nach der Extrusion betrug: 158,8 ± 24,4 nm (Abbildung 21).

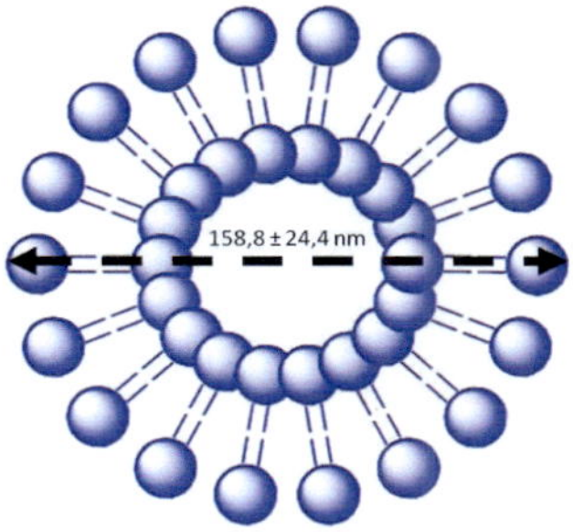

Abbildung 21: Durchschnittlich bestimmte Größe der Liposomen aus PC Egg.

Mit wachsendem DPPC-Anteil zeigte sich eine deutliche und signifikante Vergrößerung der Partikel, insbesondere ab einem Volumenverhältnis von 2:8 von PC Egg/DPPC. Da im Bezug auf die Liposomengröße keine Vorteile durch anteilige Zumischung von DPPC zu erkennen waren, hingegen eher eine erschwerte Extrusion festzustellen war, wurde PC Egg als Lipid für die weiteren Versuche genutzt.

Mit der gewählten Präparationsmethode gelang es nicht, Liposomen aus DPPC im angestrebten Größenbereich herzustellen. Durch Wahl einer anderen Herstellungsart (Hochdruckhomogenisation) konnte dies jedoch schon erreicht werden.[211]

Die Fettsäurezusammensetzung der beiden getesteten Lipide ist sehr unterschiedlich, insbesondere der Grad der Sättigung. Synthetisches DPPC besteht lediglich aus der gesättigten Palmitinsäure. Das natürliche PC Egg hingegen weist Bindungen zu unterschiedlichen Fettsäuren auf. Darunter befindet sich auch ein hoher Anteil ungesättigter Fettsäuren. Dies beeinflusst die Flexibilität der Lipide während der Präparation derart, dass die gesättigten Lipide sich eher starr verhalten, die ungesättigten hingegen flexibel sind und sich daher leichter in gleichmäßige Liposomen extrudieren lassen.

1.1.2 Bestimmung der Stabilität der Liposomen

Auch eine ausreichende Stabilität der liposomalen Systeme sollte gegeben sein. Dazu wurde DLS der Liposomen aus PC Egg (1,3 mM, 1 mg/ml) über einen Zeitraum von 4 Wochen gemessen. Die bestimmten Partikelgrößen sind in Abbildung 22 dargestellt. Die Lagerung fand während der Messzeit bei 4 °C unter weitestgehendem Lichtausschluss statt. Innerhalb dieses Zeitraumes konnte deutliche Stabilität der Liposomen beobachtet werden.

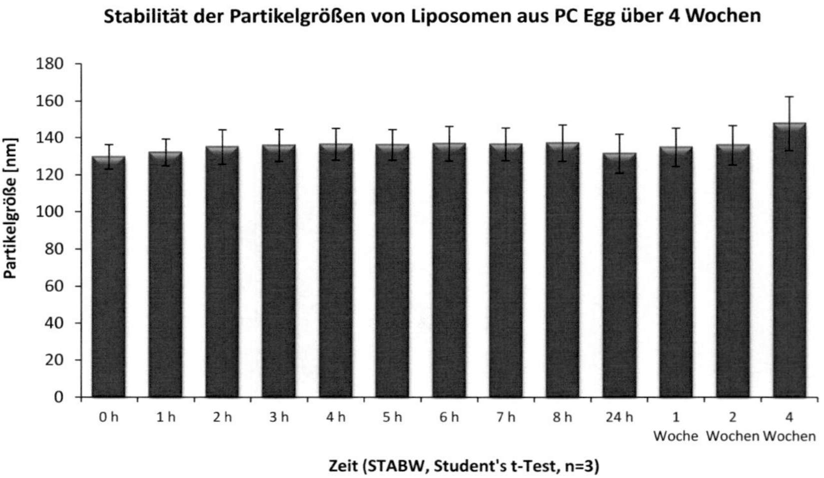

Abbildung 22: Bestimmung der Stabilität der Partikelgrößen von Liposomen aus PC Egg (1,3 mM; 1 mg/ml) über 4 Wochen mittels DLS.

Eine qualitative Darstellung der DLS Messung ist in Abbildung 23 dargestellt. Während der ersten 24 h zeigte sich keine Veränderung der Größenverteilung. Nach einer Woche waren jedoch deutliche Änderungen in der Gaußverteilung messbar, während sich aber die mittlere Größe nicht änderte. Die Änderungen in der Gaußverteilung lassen auf erhöhte Fusion und Aggregation der Liposomen schließen.

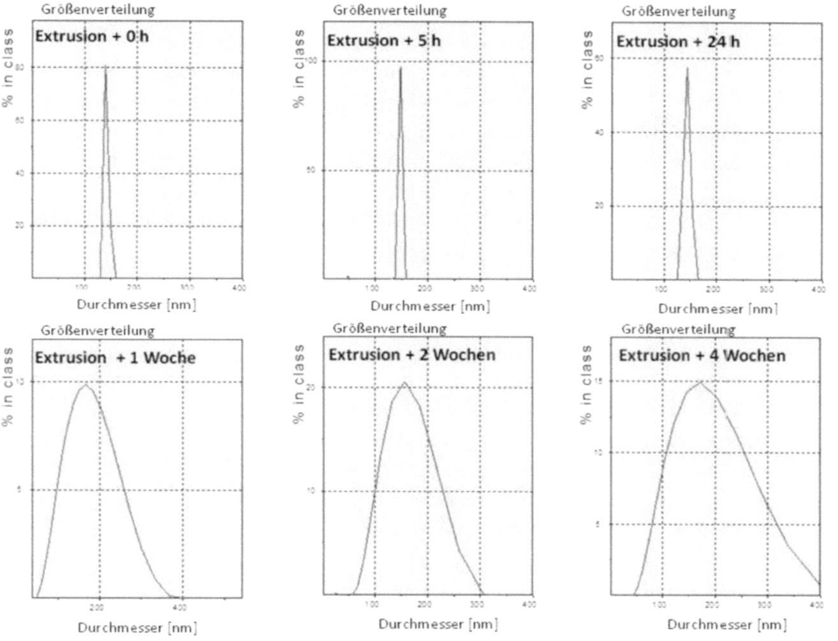

Abbildung 23: Darstellung der Veränderung der Partikelgrößen von Liposomen aus PC Egg (1,3 mM, 1 mg/ml) innerhalb von 4 Wochen.

Die Stabilität der Liposomen kann zum einen als Lagerbeständigkeit und zum anderen als biologische Stabilität in Körperflüssigkeiten definiert werden.[212] Hier wurde die Lagerstabilität der Liposomen untersucht. Dabei können sowohl chemische, als auch physikalische Veränderungsprozesse stattfinden.[100, 212, 213]

Eine Möglichkeit der chemischen Veränderung ist die Oxidation der Lipide über einen Radikalkettenmechanismus. Dabei sind insbesondere ungesättigte, aber auch gesättigte Lipide bei hohen Temperaturen betroffen.[214] Schützend wirkt hierbei eine Lagerung bei niedrigen Temperaturen unter Licht- und Sauerstoffausschluss.[100, 212, 213] Weiterhin kann chemische Hydrolyse der Esterbindungen der Phospholipide stattfinden.[213, 215-217] Reaktionsprodukte daraus sind 2-Acyl- und 1-Acyllysophospholipide, unterschiedliche Glycerophosphostrukturen je nach genutztem Phospholipid (beispielsweise Glycerophosphocholin) und als Endprodukte Fettsäuren sowie Glycerophosphorsäure.[213] Diese Reaktion wird sowohl unter basischen, als auch unter sauren Bedingungen katalysiert.[212] Maximale Stabilität liposomaler Systeme unterschiedlicher Lipidzusammensetzungen (z.B. PC Soy, teilhydriertes PC Egg, PC Egg/Cholesterin) wurde bei einem pH-Wert von 6,5 bestimmt.[216-218]

Physikalische Veränderungsprozesse von Liposomen sind zum einen die Änderung der Partikelgröße und der Größenverteilung durch Fusion und Aggregation und zum anderen der Verlust eingeschlossener Substanzen aufgrund der Entstehung undichter Stellen im Lipidbilayer.[100, 212, 213] Diese Permeabilitätserhöhung und gleichzeitige Destabilisierung der Liposomen kann beispielsweise durch Hydrolyse bei der Lagerung und Entstehung von Lysophospholipiden ausgelöst werden. Gleichzeitig wird die Fusion und Aggregation erhöht.[219-221] Allgemein kommt es durch Aggregation der Liposomen zur Partikelgrößenzunahme, durch Fusion zu einer Abnahme.[100] Durch Inkorporierung von Cholesterol kann die Stabilität der Liposomen erhöht werden.[213, 222, 223]

Zum Erhalt der Stabilität der Liposomen während der Lagerung und damit Minimierung der möglichen chemischen sowie physikalischen Veränderungsprozesse wurden die Liposomen in dieser Arbeit jeweils bei niedrigen Temperaturen und unter Lichtausschluss gelagert.

1.1.3 Charakterisierung mittels Elektronenmikroskopie

Weitere Charakterisierung der Liposomen erfolgte mit Hilfe der Transmissionselektronenmikroskopie (TEM). Dabei wurden unterschiedliche Methoden angewandt. Zum einen wurde eine Negativkontrastierung durchgeführt, wobei die jeweilige Probe auf ein Cu-Grid aufgetragen und anschließend zur Verstärkung des Kontrasts mit Uranylacetat negativkontrastiert wurde. Zum anderen erfolgte die Analyse der Liposomen mittels CryoEM. Dabei wurde die Probe nach Auftragen auf das Grid sofort schockgefroren. Hierfür war eine Negativkontrastierung nicht notwendig.

Das Prinzip eines Transmissionselektronenmikroskops (TEM) ist analog zu dem eines Lichtmikroskops. Anstelle von Licht wird hierbei jedoch ein Elektronenstrahl verwendet, der mit Hilfe von Elektromagneten als Elektronenlinse gebündelt wird. Dazu muss die Probe im Hochvakuum gehalten werden. Ist die Probe dünn genug wird sie vom Elektronenstrahl durchstrahlt, der anschließend auf das Objektiv trifft. Auf einem fluoreszierenden Schirm am Boden des TEM wird das Bild des Präparates sichtbar gemacht (Abbildung 24).[224-226]

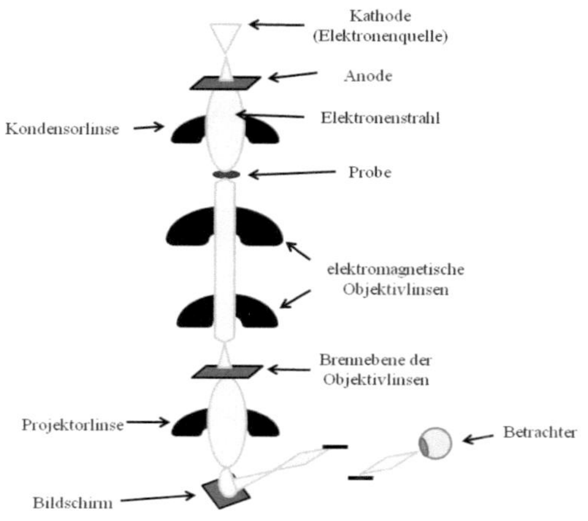

Abbildung 24: Aufbau eines Transmissionselektronenmikroskops; modifizierte nach Michler et al.[227]

Beim Durchlaufen der Elektronen durch das Objekt werden die Primärstrahlelektronen durch Wechselwirkung mit den Objektatomen in ihrer Bewegungsrichtung beeinflusst. Es treten unterschiedliche, für die Probe charakteristische, Streuprozesse auf (Abbildung 25).

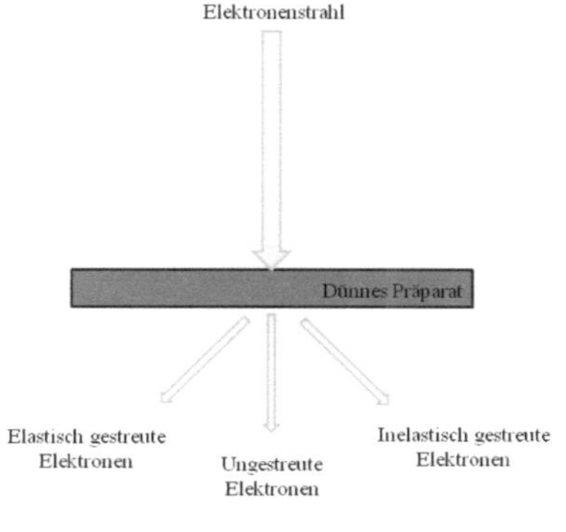

Abbildung 25: Streuung der Elektronen bei der Transmissionselektronenmikroskopie.

Der größte Teil der Elektronen durchdringt die ultradünnen Probenschnitte ungestreut. Bei der elastischen Streuung ändern die Elektronen beim Durchtritt lediglich ihre Richtung, verlieren dabei jedoch keine Energie. Inelastisch gestreute Elektronen erfahren zu einer Richtungsänderung zusätzlich einen Energieverlust. Ein Teil der Energie wird hierbei auf die Probenatome übertragen. Diese Art der Streuung liefert Informationen über Art und Zustand der Probe.

Elastische Streuung erfolgt aufgrund der Coulomb-Wechselwirkung zwischen den Elektronen und den Atomkernen. Das Elektron wird auf das Atom hin beschleunigt, bis es den kernnächsten Punkt erreicht. Anschließend erfolgt die Beschleunigung entgegengesetzt zur vorherigen Bewegungsrichtung. Da beide Komponenten der Beschleunigung gleich groß sind, ist die Geschwindigkeit vor und nach dem Streuvorgang gleich, d.h. das Elektron hat keine Energie verloren.

Inelastische Streuung beruht auf der Coulomb-Wechselwirkung zwischen Strahlelektronen und Probenelektronen, wobei ein Energieaustausch erfolgt. Aufgrund annähernder Massengleichheit beider Elektronen bleiben die Probenelektronen nicht bewegungslos, sondern werden selbst beschleunigt. Das Primärelektron besitzt, sobald es die Probe wieder verlässt, einen um genau den abgegebenen Energiebetrag kleineren Energieinhalt. Damit trägt es Informationen über die Art und den Zustand der Probe.

Wie groß das Streuvermögen einer Probe und somit der Kontrast ist, hängt von ihrer Massendicke (Dichte x Dicke) ab. Je geringer die mittlere Ordnungszahl, desto geringer das Streuvermögen und damit der Kontrast. Da die meisten biologischen Proben einen zu geringen Kontrast liefern, wird dieser mit Hilfe des Verfahrens der Negativkontrastierung verstärkt. Das Prinzip beruht auf der Umhüllung der Objekte mit einem amorphen, Elektronen stark streuenden Material (Abbildung 26), z.B. mit Schwermetallsalzen. Nicht nur das Objekt als Ganzes, sondern auch vorhandene Substrukturen werden dabei negativkontrastiert.[225, 227]

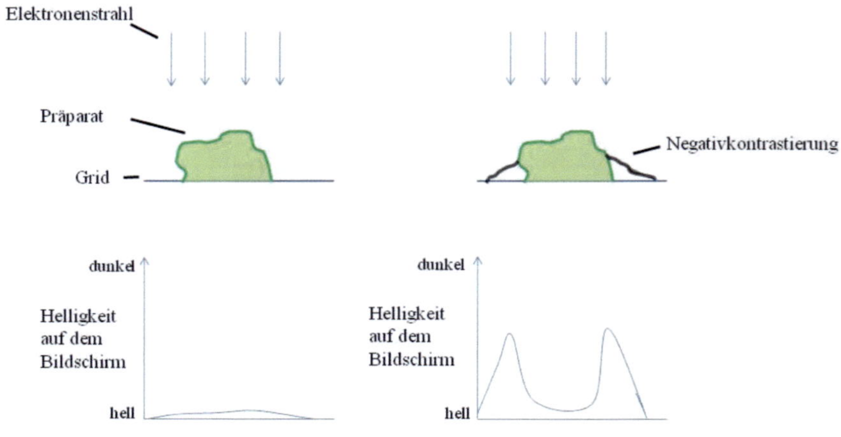

Abbildung 26: Negativkontrastierung bei der Transmissionselektronenmikroskopie.

Die Cryoelektronenmikroskopie (CryoEM) stellt eine Form der TEM dar, bei der eine Probe unter cryogenen Temperaturen (flüssiger Stickstoff) untersucht wird. Sie erlaubt die Beobachtung einer Probe in ihrer nativen Umgebung, da keine Färbung stattfindet. Zudem stellt das die Probe umgebende Eis einen Schutz dar und ermöglicht den Einsatz einer höheren Strahlendosis. Da kristallines Eis die Probe zerstören würde, ist es wichtig eine Einbettung in vitrifiziertem (glasartig, amorph) Eis durchzuführen, da sich dessen Dichte nur minimal von der flüssigen Wassers unterscheidet. Hierzu wird die Probe in flüssigem Ethan bei weniger als -135 °C schockgefroren, auf die Temperatur von flüssigem Stickstoff abgekühlt und anschließend elektronenmikroskopisch untersucht. Eine Schwermetall-kontrastierung ist in diesem Fall möglich, allerdings nicht notwendig. Somit wird die Probe bei dieser Methode mit der geringsten Artefaktbildung fixiert und visualisiert.[228-231]

Zur Darstellung der Morphologie der PC Egg Liposomen wurden diese elektronen-mikroskopisch zunächst in der Negativkontrastierung untersucht. Beispiele sind in Abbildung 27 dargestellt. Die Liposomen wurden für TEM bei 50 kV (**A**) mit Uranylacetat negativkontrastiert.

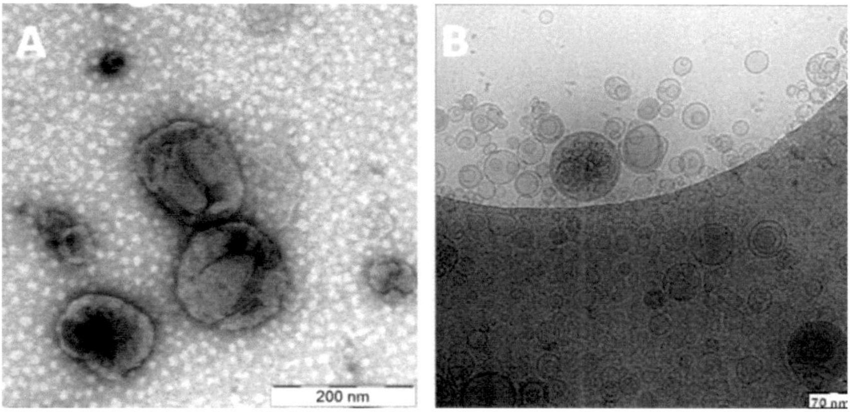

Abbildung 27: Darstellung der Liposomen aus PC Egg mittels **A** TEM, 50 kV, Negativkontrastierung mit Uranylacetat; **B** CryoEM, 200 kV.

Der Einsatz von TEM und Negativkontrastierung (Abbildung 27 **A**) zur Untersuchung der Morphologie von Liposomen wurde bereits durch Chetanachan et al.[232] beschrieben. CryoEM wird ebenfalls vielfach angewandt.[229, 233-235] Abbildung 27 **B** zeigt die entsprechende CryoEM-Aufnahme der PC Egg Liposomen. Die Größen der Liposomen, die durch EM aufgenommen wurden, waren vergleichbar mit den durch DLS bestimmten Partikelgrößen (158,8 ± 24,4 nm). Zudem ließen sich durch CryoEM (Abbildung 27 **B**) die unterschiedlichen entstandenen Liposomenklassen erkennen. So konnte sowohl die Bildung von SUV, als auch MLV und MVL gezeigt werden.

2 Modulation von Liposomen zur Optimierung des Targetings und der Therapie

Zur Optimierung des Tumortargeting mit Hilfe liposomaler Systeme bestehen bis heute verschiedenste Ansätze. Ein Beispiel ist die kovalente Bindung monoklonaler Antikörper. Durch spezifische Interaktionen der Antikörper mit den Tumorzellen kann somit aktives Targeting erreicht werden.[236, 237] Auch durch Kupplung von RGD-Peptiden (Arginin-Glycin-Asparaginsäure) an liposomale Systeme konnte bereits spezifisches Targeting schnell proliferierender Tumorgefäße erreicht werden. Die Wechselwirkung mit den Endothelzellen erfolgt dabei über Integrine, die in stark proliferierenden Geweben überexprimiert vorliegen. Spezifisches Targeting konnte sowohl *in vitro* als auch *in vivo* erreicht werden.[238] Auch CPPs wurden bereits zur Verbesserung des Tumortargetings von Liposomen eingesetzt. In dieser Studie wurden die Liposomen durch Kupplung der Peptide aus Antennapedia oder HIV-TAT über einen Linker modifiziert. Dies erhöhte sowohl die Aufnahme in dendritische, als auch in Tumorzellen.[239]

Einige liposomale Systeme zur Tumortherapie finden bereits klinische Anwendung. Beispiele sind DOXIL® (Wirkstoff Doxorubicin), Myocet® (Wirkstoff Doxorubicin) oder DaunoXome® (Wirkstoff Daunorubicin). Weitere liposomale Formulierungen befinden sich in unterschiedlichen Phasen klinischer Studien (z.B. Lipoplatin™ (Wirkstoff Cisplatin), Marqibo® (Wirkstoff Vincristin)). Ausgenutzt wird dabei jeweils die tumorspezifische Anreicherung aufgrund des EPR-Effektes und Schonung des gesunden Gewebes. Dadurch kann zudem eine Erhöhung der Dosis erfolgen. Dennoch besteht noch immer Verbesserungsbedarf für diese Produkte, da ihr Einsatz oftmals durch unterschiedliche neuartige Nebenwirkungen begleitet wird[240] und zudem auch noch nicht das angestrebte Ausmaß an Erhöhung der Antitumorwirkung erreicht wurde.[241-243]

2.1 Modulation der Liposomen durch Einbau von Zytostatikum-markierten Polyaminen

Diese Arbeit baut auf der Grundlage der Polyamintransporter-gestützten Modifizierung liposomaler Systeme auf. Jedoch soll der Einsatz der CPP-Mimetika Polyamine den Vorteil der Proteasestabilität ausnutzen und damit zu einer verlängerten Verweildauer im Organismus führen. Dazu wurde ein Modellpolyamin entworfen, dass durch Einführung eines längeren aliphatischen Restes einen Einbau in die bereits etablierten PC Egg Liposomen erlaubt. In einer von Hahn et al.[58, 59, 66, 71, 244, 245] bereits publizierten Reaktion (Abbildung 28) wurde Spermin unsymmetrisch geschützt.

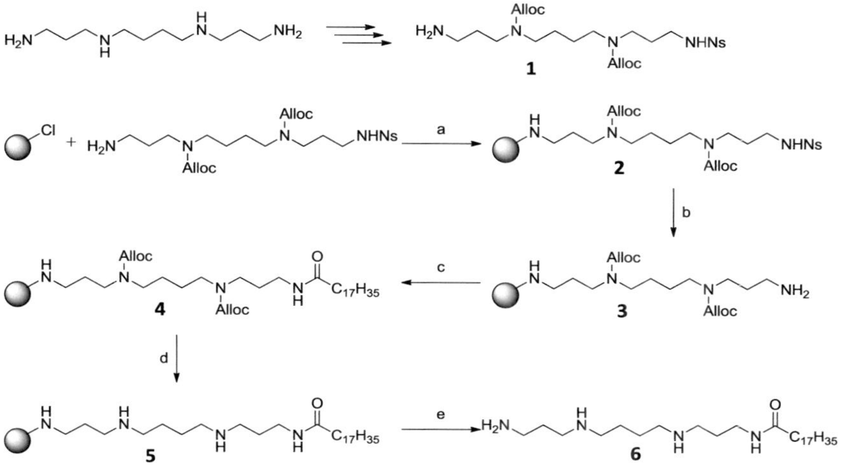

Abbildung 28: Synthese des amphiphilen Spermin-Derivates **6**. Reaktionsbedinungungen: **a** DIPEA, abs. CH_2Cl_2, RT, 15 h; **b** β-Mercaptoethanol, DBU, DMF, RT, 2 h; **c** Stearinsäure, DIC, HOBt, DMF, RT, 15 h; **d** $Pd(PPh_3)_4$, Dimethylbarbitursäure, abs. THF, 35 °C, 15 h; **e** 5% TFA in CH_2Cl_2, RT, 15 h.

Das erhaltene geschützte Spermin **1** wurde an ein 2-Chlorotritylchlorid-Polystyrolharz angebunden und die Nosyl-Schutzgruppe entfernt. Anschließend wurde das primäre Amin des festphasengebundenen Spermins **3** mit Stearinsäure unter Aktivierung mit HOBt (1-Hydroxybenzotriazol) und DIC (*N,N'*-Diisopropylcarbondiimid) acyliert.

In einem zweiten Schritt wurde Doxorubicin durch die Umsetzung mit dem Maleimid BMPH aktiviert (Abbildung 29). Dieses aktivierte Doxorubicin **7** wurde anschließend ohne weitere Aufreinigung mit 2-Iminothiolan und dem amphiphilen Spermin-Derivat **6** zum Produkt **8** (= Doxorubicin-Transporter) umgesetzt. Der finale Doxorubicin-Transporter ist in Abbildung 30 dargestellt.

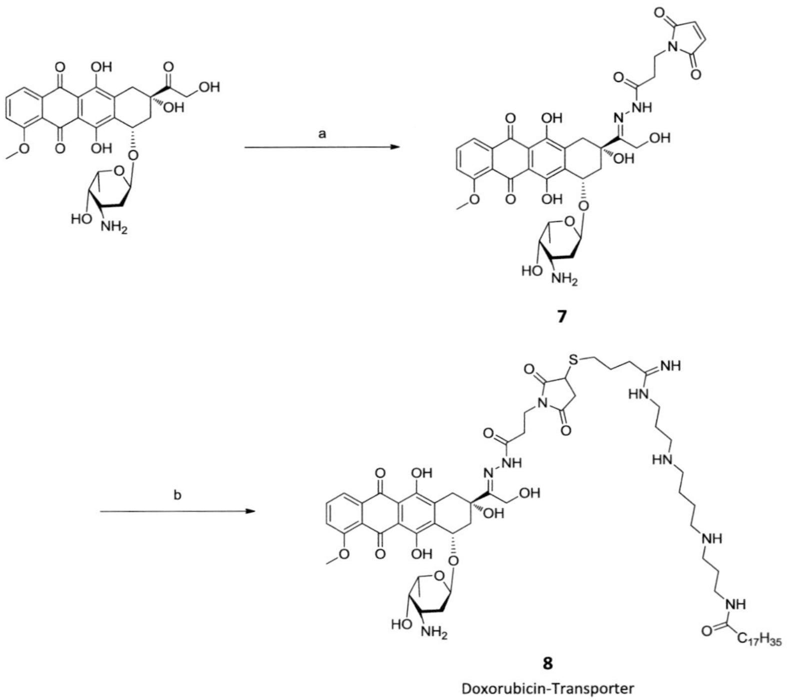

Abbildung 29: Synthese des Doxorubicin-Polyamin-Konjugates. Reaktionsbedingungen: **a** BMPH*TFA, abs. MeOH, dunkel, RT, 2 h; **b** N-(3-((4-((3-aminopropyl)amino)butyl)amino)propyl)stearinsäureamid, 2-Iminothiolan, EtOH/H_2O, dunkel, 0 °C – RT, 16 h.

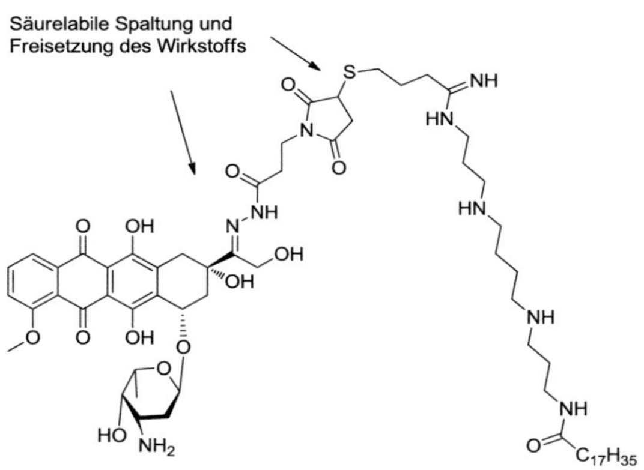

Abbildung 30: Molekulares Doxorubicin-Transporter-System: lipidierter Polyamintransporter mit säurelabiler Thioether- und Hydrazonbindung zu Doxorubicin.[246]

In einem ersten Schritt sollte der hier vorgestellte, an Doxorubicin gekuppelte, lipidierte Polyamintransporter zur Etablierung des liposomalen Systems genutzt werden. In einem weiteren Schritt kann dann der Polyaminteil durch einen tumorspezifischen Polyamintransporter ersetzt werden. Schließlich könnte sowohl der Transporter als auch das eingesetzte Zytostatikum beliebig variiert werden.

Die Bindung des Wirkstoffs über eine säurelabile Verbindung an den molekularen Transporter und Inkorporierung in die Membran des liposomalen Systems soll zur Solubilisierung des Wirkstoffs und gezielten Freisetzung im sauren Tumorgewebe oder in endosomal/lysosomalen Zellkompartimenten dienen. Weiterer Vorteil ist die Verminderung der Freisetzung des Wirkstoffs bei auftretender Degradation im Serum nach systemischer Applikation und damit einhergehender Permeabilitätserhöhung der Liposomen.[100, 212, 213] Spezifität des Transporters sollte unerwünschte Nebenwirkungen durch den Wirkstoff auf gesundes Gewebe verhindern, stattdessen jedoch die Aufnahme in das anvisierte Gewebe unterstützen.

Der hier gewählte Wirkstoff Doxorubicin (Abbildung 31) ist eines der am besten untersuchten Chemotherapeutika. Es gehört zur Substanzgruppe der Anthracycline.

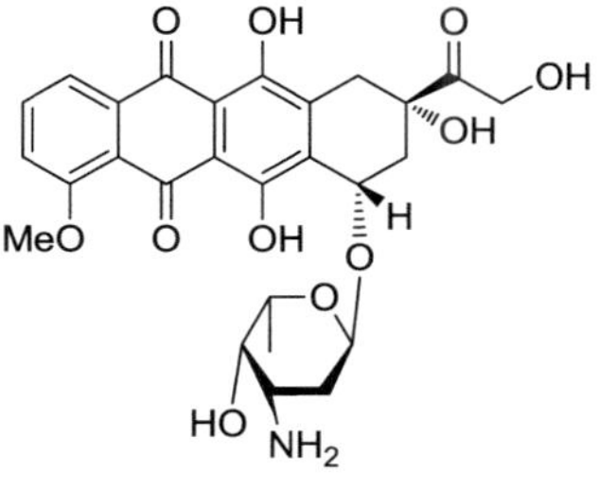

Abbildung 31: Strukturformel des Zytostatikums Doxorubicin.

Seine Wirkung beruht auf Interkalation in die DNA und Hemmung der Topoisomerase innerhalb des Zellkerns und damit der DNA-Synthese. Nebenwirkungen des Doxorubicins sind dessen Toxizität für Herz und Niere. Vorteil ist jedoch dessen Eigenschaft als Fluorophor. Dies sollte auch in dieser Arbeit zur mikroskopischen Visualisierung der Zellaufnahme genutzt werden.[240, 247, 248]

Ziel des nächsten Schrittes war der Einbau des molekularen Transportersystems in die Membran der Liposomen.

2.1.1 Charakterisierung und Bestimmung des Einbaus des Zytostatikum-markierten Polyamins

2.1.1.1 Größenbestimmung der Liposomen

Nach Einbau des Transporters (10 µM) (Abbildung 30) in die PC Egg Liposomen (1,3 mM, 1 mg/ml) wurde die Partikelgröße mittels DLS bestimmt. Die gemessenen Größen sind in Abbildung 32 dargestellt.

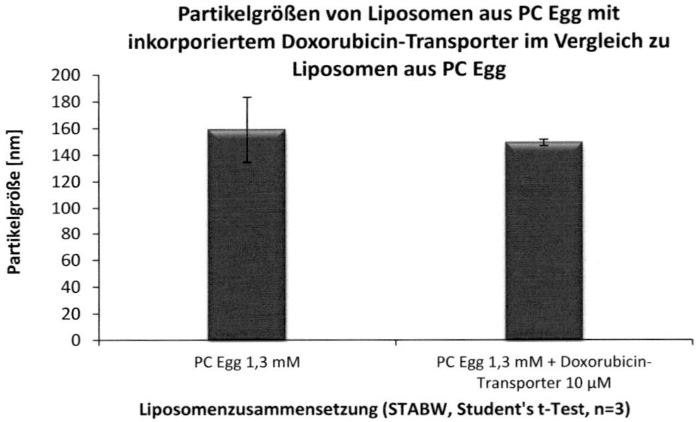

Abbildung 32: Bestimmung der Partikelgrößen von Liposomen aus PC Egg (1,3 mM, 1 mg/ml) nach Inkorporierung des Doxorubicin-Transporters (10 µM) im Vergleich zu Liposomen aus PC Egg mittels DLS.

Durch Inkorporierung des molekularen Doxorubicin-Transporters konnte keine signifikante Größenänderung der liposomalen Systeme im Vergleich zu PC Egg Liposomen festgestellt werden. Zudem gelang es Liposomen im angestrebten Größenbereich (150 – 300 nm) zu präparieren.

2.1.1.2 Bestimmung der Stabilität der Liposomen

Für eine spätere klinische Anwendung sollte auch die Stabilität der liposomalen Systeme nach Inkorporierung des molekularen Doxorubicin-Transporters (10 µM) gewährleistet sein. Wie bereits für die reinen PC Egg Liposomen wurde die Stabilität über einen Zeitraum von 4 Wochen gemessen. Die Lagerung während der Messzeit fand bei 4 °C unter weitestgehendem Lichtausschluss statt. Die über diesen Zeitraum bestimmten Partikelgrößen sind in Abbildung 33 dargestellt.

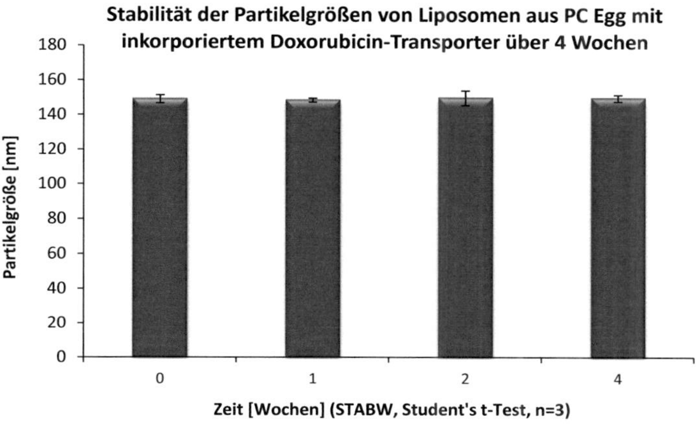

Abbildung 33: Bestimmung der Stabilität der Partikelgröße von Liposomen aus PC Egg (1,3 mM, 1 mg/ml) nach Inkorporierung des Doxorubicin-Transporters (10 µM) über 4 Wochen mittels DLS.

Über den gesamten Zeitraum von 4 Wochen konnten keine signifikanten Größenänderungen der Liposomen nach Inkorporierung des molekularen Doxorubicin-Transporters gemessen werden.

2.1.1.3 Elektronenmikroskopie

Zur Bestätigung der Liposomenbildung nach Zugabe des Doxorubicin-Transporters und zur Darstellung der Morphologie der Liposomen wurden diese elektronenmikroskopisch mittels TEM bei 50 kV und CryoEM bei 200 kV untersucht. Zudem wurde der molekulare Doxorubicin-Transporter außerhalb des liposomalen Verbundes elektronenmikroskopisch bei 50 kV getestet, da dieser aufgrund seiner amphiphilen Struktur ebenfalls die Fähigkeit zur Ausbildung vesikulärer Strukturen besitzt. Beispielhafte Aufnahmen des Doxorubicin-Transporters sind in Abbildung 34, die der liposomalen Systeme in Abbildung 35 und Abbildung 36 dargestellt. Sowohl die Proben des molekularen Transporters, als auch die Liposomenproben wurden für TEM bei 50 kV mittels Uranylacetat negativkontrastiert.

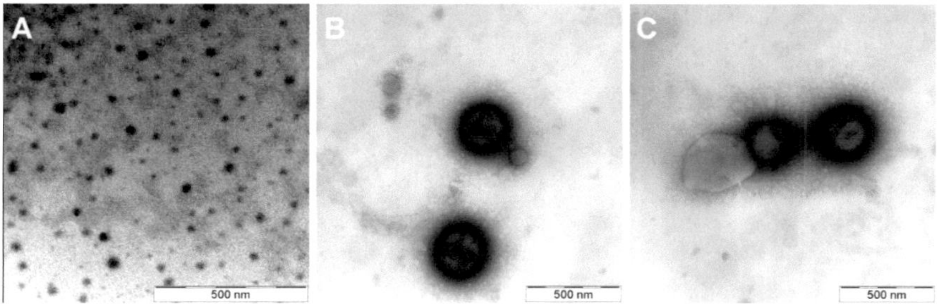

Abbildung 34: Darstellung der Morphologie des freien Doxorubicin-Transporters (10 µM in DPBS) mittels TEM, 50 kV, Negativkontrastierung mit Uranylacetat.

Die elektronenmikroskopischen Aufnahmen des freien Doxorubicin-Transporters zeigten bereits eine Formierung vesikulärer Systeme ohne vorherige Behandlung der Probe. So zeigt Abbildung 34 **A** die Ausbildung von Vesikeln im Größenbereich von ca. 50 nm, die möglicherweise mizellare Systeme sind. Abbildung 34 **B** hingegen zeigt die Bildung größerer Vesikel mit Durchmessern von ca. 500 nm. Diese könnten Liposomen darstellen.

Amphiphile Moleküle, die gleichzeitig polare und apolare Strukturkomponenten vereinen, sind dazu befähigt unterschiedlichste Strukturen zu formen.[208, 249] Solvatisierung derartiger Moleküle führt dabei zur spontanen Selbstassemblierung. Beispielsweise kann es dabei zur Bildung von Mizellen (z.B. normale, inverse, stäbchenförmige etc.) oder auch Liposomen (Abbildung 8, Abbildung 9) kommen.[249] Dieser Vorgang unterliegt thermodynamischer Kontrolle. Von Einfluss auf die Ausbildung verschiedenster Strukturen sind dabei unterschiedliche Faktoren, z.B. Molekülstruktur und -ladung, Konzentration sowie Temperatur etc. Außerdem kann es durch Veränderung von Parametern zur Umwandlung der verschiedenen Formen ineinander kommen.[208, 249, 250] Hinsichtlich der Molekülstruktur werden drei verschiedene Strukturen unterschieden: 1. Invers kegelförmige Moleküle mit größerem Anteil der polaren Kopfgruppe und eher kleinerem apolaren Molekülanteil, 2. Zylindrische Moleküle mit vergleichbarem Anteil an polarem und apolarem Molekülteil, 3. Kegelförmige Moleküle mit kleinerem Anteil der polaren Kopfgruppe und größerem apolaren Molekülanteil. Invers kegelförmige Moleküle tendieren eher zur Ausbildung mizellarer Strukturen, während zylindrische Moleküle eher Lipiddoppelmembranen und Liposomen bilden. Kegelförmige Moleküle dagegen formen bevorzugt inverse Mizellen.

Im Fall des Doxorubicin-Transporters befindet sich die Molekülstruktur vermutlich zwischen der eines invers kegelförmigen und eines zylindrischen Moleküls. Damit könnte dieses Molekül sowohl zur Bildung mizellarer, als auch liposomaler Strukturen befähigt sein. Dies könnte ein Grund für die unterschiedlich beobachteten Vesikelgrößen aus Abbildung 34 sein.

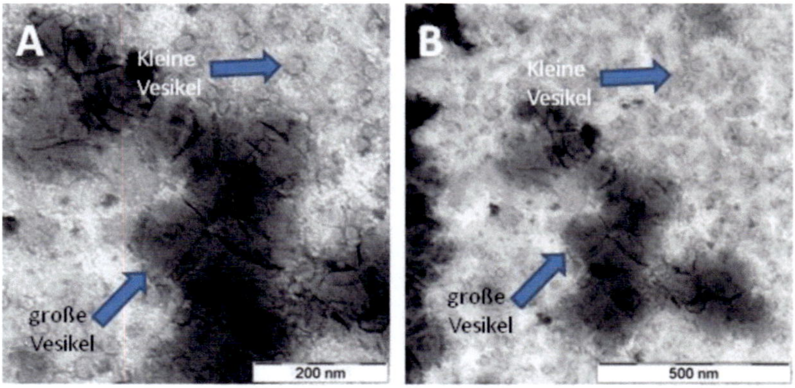

Abbildung 35: Darstellung der Liposomen aus PC Egg nach Inkorporierung des Doxorubicin-Transporters mittels TEM, 50 kV, Negativkontrastierung mit Uranylacetat.

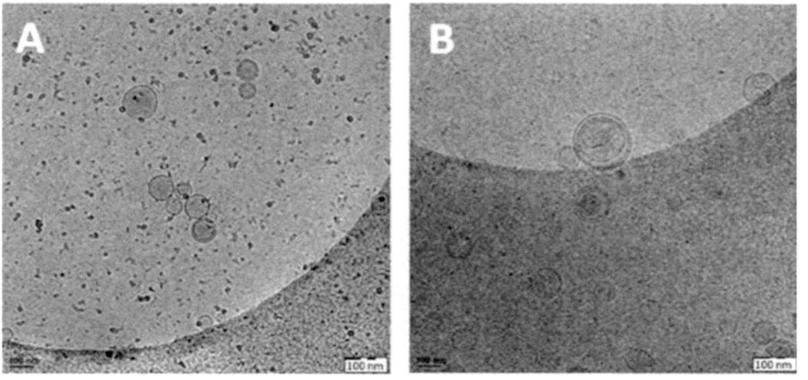

Abbildung 36: Darstellung der Liposomen aus PC Egg nach Inkorporierung des Doxorubicin-Transporters mittels CryoEM, 200 kV.

Nach elektronenmikroskopischer Untersuchung sowohl bei 50 kV EM (Abbildung 35), als auch durch CryoEM (Abbildung 36) konnten neben den Liposomen aus PC Egg und Doxorubicin-Transporter, deren Größe mit den über DLS gemessenen Werten übereinstimmt, noch immer kleine Vesikel bzw. mizellare Strukturen im Größenbereich von ca. 40 – 50 nm beobachtet werden. Aufgrund dessen, dass während der DLS keine deutlichen Signale innerhalb des kleinen Größenbereichs gemessen wurden, kann vermutet werden, dass es sich dabei um einen geringen Anteil innerhalb der Probe handelt. Volumenverhältnisse bei der DLS-Messung zeigten nur einen minimalen Anteil dieser kleinen Vesikel von 1,5% in der Gesamtlösung.
Die CryoEM-Aufnahmen (Abbildung 36) zeigten erneut die unterschiedlichen Liposomenklassen. Sowohl SUV, als auch MLV und MVL konnten beobachtet werden.

Dewa et al.[251] testeten in einer Studie ebenfalls die Inkorporierung eines lipidierten (C-16) Spermidin-Derivats in die Lipidmembran liposomaler Systeme. Hier wurde das Polyamin anstelle des Doxorubicins an DNA gekuppelt eingesetzt, wodurch das System als neuartiges Gentransfektionsreagenz zum Einsatz kommen sollte. Derartige DNA-Liposomen-Komplexe werden auch als Lipoplexe bezeichnet. Auch hier konnte ein erfolgreicher Einbau des Polyamin-Derivats in die Liposomenmembran erzielt werden. Eine weitere Studie von Feakes et al.[252] untersuchte vergleichend die Inkorporierung in die Liposomenmembran bzw. deren Einschluss in den wässrigen Kern von hydrophoben bzw. hydrophilen Bor-Konstrukten zur Bor-Neutronen-Einfang-Therapie muriner Tumoren. Erneut konnte die erfolgreiche Inkorporierung des Konstruktes in die Liposomenmembran verzeichnet werden. Zudem konnten durch liposomalen Transport des Bor-Konstruktes nach Membraninkorporierung höhere Gehalte nach Akkumulation im Tumor festgestellt werden, als nach Einschluss in den hydrophilen Kern des Liposoms. Dies zeigt somit erneut einen Vorteil des Wirkstoffeinschlusses in den Bilayer liposomaler Systeme auf. Auch die Inkorporierung lipophiler Prodrugs (Ara-C, Arabinofuranosyl Cytidin (Chemotherapeutikum)) in Liposomen konnte bereits erfolgreich gezeigt werden.[253] Im Tumormodell wurde nach Applikation der Prodrug-Liposomen im Vergleich zur freien Prodrug-Komponente gleiche bzw. leicht erhöhte Tumorinhibition detektiert, wobei die Wirkstoffkonzentration über Verabreichung des liposomalen Wirkstoffs um das 2 – 4fache niedriger lag. Als Erklärung für die erhöhte Effektivität wird der Schutz vor *in vivo* Degradation und Eliminierung vermutet.

2.2 Modulation der Liposomen durch Einbau von Goldnanopartikeln als Radiosensitizer

Weiterhin sollte die tumorspezifische Radiotherapie untersucht werden. Hierzu wurde das oben beschriebene liposomale System durch Einbau von Goldnanopartikeln (Au-NP) modifiziert. So kann eine tumorspezifische Anreicherung von Nanopartikeln erreicht werden, wobei die Nanopartikel nach zellulärer Aufnahme als Radiosensitizer bei einer Bestrahlungstherapie wirken (Abbildung 14).

Nanopartikel werden im Allgemeinen als Systeme mit einer Größe kleiner als 1 µm bzw. kleiner 500 nm definiert.[254] Sie können aus den unterschiedlichsten Materialien bestehen und damit auch für diverse Zwecke, beispielsweise Hyperthermie (Fe_2O_3 Nanopartikel) oder auch zur Gentransfektion (Amin-beschichtete Nanopartikel) eingesetzt werden.[255-257]

Ziel war es nun das liposomale System mit Goldnanopartikeln (Au-NP) unterschiedlicher Beschichtungen zu dotieren. Dabei erfolgte die Synthese dieser Au-NP nach Oh et al.[258] aus $HAuCl_4$, mit $NaBH_4$ als Reduktionsmittel und Liponsäure als Capping Agent (Abbildung 37). Die Liponsäure wurde anschließend mit Stearylamin mit Hilfe von EDC und NHS modifiziert (Abbildung 38). Desweiteren wurden hydrophile Au-NP mit DNA-Beschichtung synthetisiert (Abbildung 40).

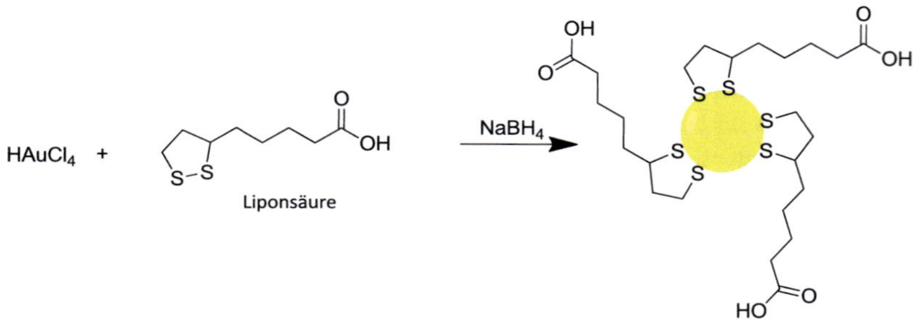

Abbildung 37: Synthese der liponsäurebeschichteten Au-NP mit $NaBH_4$ als Reduktionsmitteln.

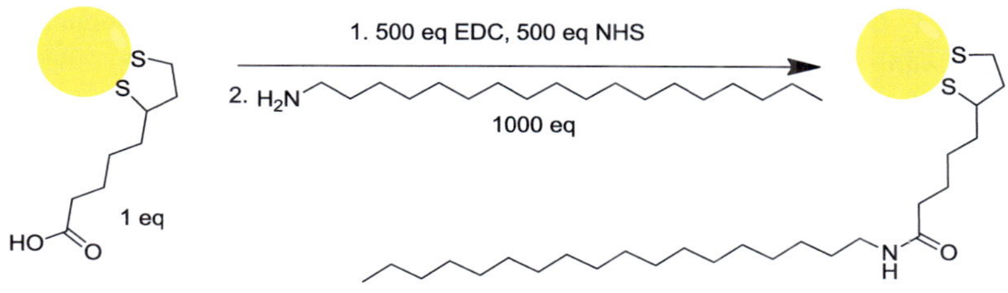

Abbildung 38: Synthese der stearylaminbeschichteten Au-NP über EDC-, NHS-Modifizierung.

Für die Synthese der DNA-beschichteten Au-NP wurden die NP zunächst citratbeschichtet (Abbildung 39). Dazu wurde die Methode von Storhoff et al.[259] genutzt.

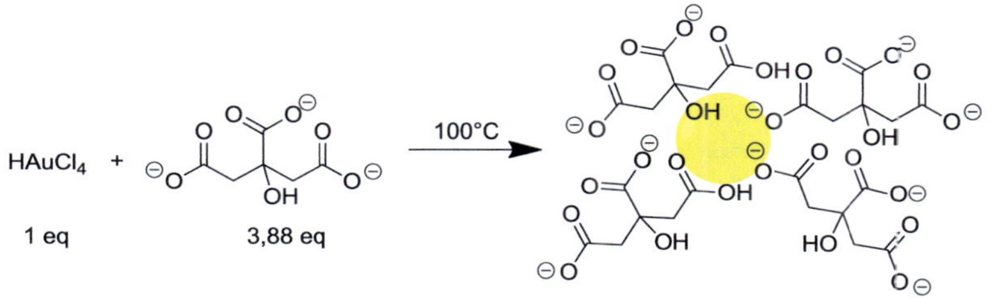

Abbildung 39: Synthese citratbeschichteter Au-NP.

Zur Modifikation der citratbeschichteten Au-NP mit DNA (Abbildung 40) wurden die Au-NP zunächst mit Dithiothreitol reduziert und anschließend Einzelstrang-DNA gebunden.

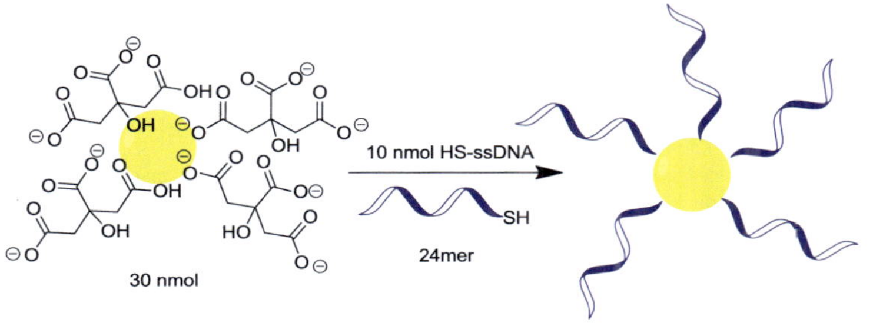

Abbildung 40: Synthese DNA-beschichteter Au-NP.

2.2.1 Charakterisierung und Bestimmung des Einbaus der Goldnanopartikel

Es wurde der Einbau hydrophiler NP mit DNA-Beschichtung (DNA-Au-NP, Größe ca. 12 nm) und lipophiler NP mit Stearylaminbeschichtung (SA-Au-NP, Größe 2 nm, 4 nm) getestet. Hydrophil beschichtete NP könnten dabei im hydrophilen Lumen, lipophil beschichtete hingegen ausschließlich in der Membran des Liposoms inkorporiert werden. Um letztere erfolgreich zu inkorporieren war es wichtig, eine geeignete Größe der NP zu wählen, da der Durchmesser der lipophilen Liposomenmembran ca. 4 – 5 nm je nach Kohlenstoffgehalt des gewählten Lipids beträgt.[260] Zur Charakterisierung der liposomalen Systeme wurde zunächst die Größe und Stabilität der präparierten Liposomen mit Hilfe von DLS bestimmt.

2.2.1.1 Größenbestimmung der Liposomen

Die Partikelgrößenbestimmung mittels DLS sollte die erfolgreiche Liposomenbildung nach Inkorporierung der unterschiedlichen NP aufzeigen. Die gemessenen Größen sind in Abbildung 41 dargestellt. Dabei wurde versucht möglichst hohe Konzentrationen der NP in das Liposom (10 – 80 nM) einzubringen, um später möglichst deutliche Effekte durch eine Radiotherapie zu ermöglichen.

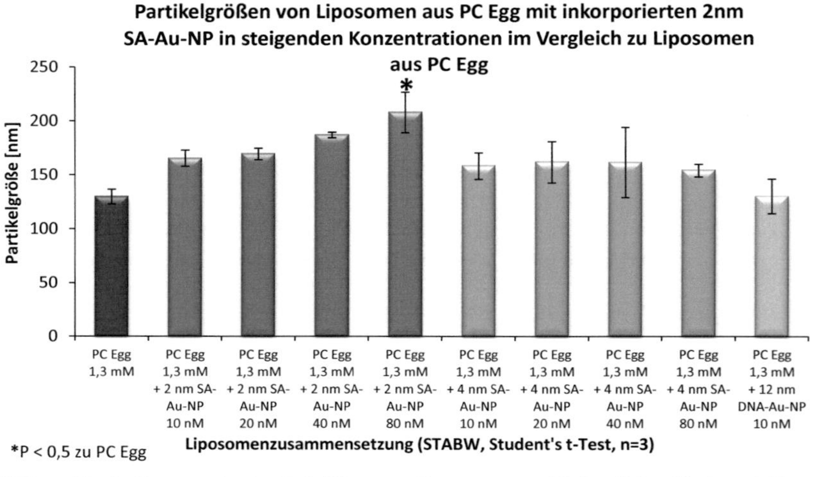

Abbildung 41: Bestimmung der Partikelgrößen von Liposomen aus PC Egg (1,3 mM, 1 mg/ml) nach Inkorporierung von NP unterschiedlicher Größen und mit unterschiedlichen Beschichtungen in verschiedenen Konzentrationen (10 nM – 80 nM) im Vergleich zu Liposomen aus PC Egg mittels DLS.

Verglichen mit der Präparation von reinen PC Egg Liposomen ergab die Zugabe der SA-Au-NP während der Präparation insgesamt größere Liposomen. Dennoch lag die durchschnittliche Liposomengröße aller Präparationen im angestrebten Größenbereich von 150 – 300 nm. Besonders deutlich und auch konzentrationsabhängig war die Änderung der Größen für die 2 nm SA-Au-NP. Insbesondere nach Inkorporierung in einer Konzentration von 80 nM zeigte sich signifikante Partikelgrößenänderung im Vergleich zu PC Egg Liposomen von ca. 140 nm auf ca. 210 nm. Es ist in der Literatur lediglich eine geringfügige Veränderung der Partikelgrößen von Liposomen nach Inkorporierung lipophiler Au-NP in deren Membranen beschrieben.[261] Die hydrophilen DNA-Au-NP führten zu keiner Vergrößerung des liposomalen Systems.

2.2.1.2 Bestimmung der Stabilität der Liposomen

Auch nach Einführung der unterschiedlich beschichteten Au-NP wurde erneut die Stabilität der Liposomen mit verschiedenen Au-NP-Konzentrationen (10 – 80 nM) über 4 Wochen mit DLS verfolgt. Die Lagerung während des Messzeitraumes fand bei 4 °C unter weitestgehendem Lichtausschluss statt. Die gemessenen Partikelgrößen sind in Abbildung 42 dargestellt.

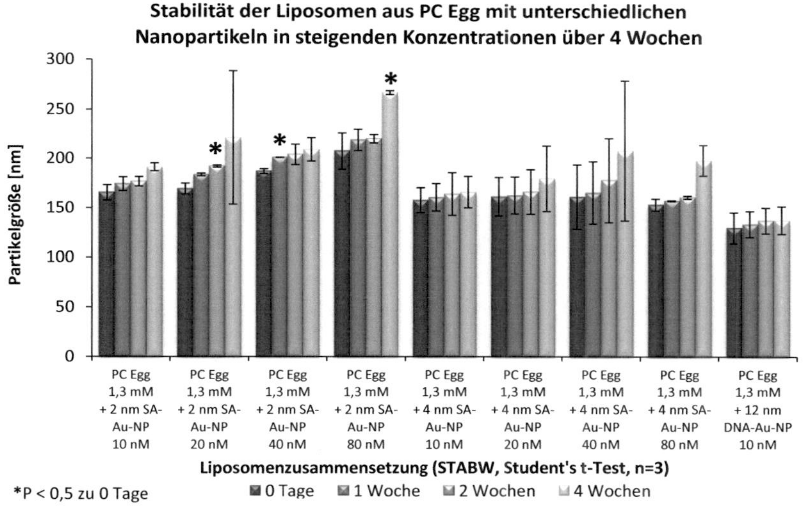

Abbildung 42: Bestimmung der Stabilität der Partikelgröße von Liposomen aus PC Egg (1,3 mM, 1 mg/ml) nach Inkorporierung von NP unterschiedlicher Größen und mit unterschiedlichen Beschichtungen in verschiedenen Konzentrationen (10 – 80 nM) im Vergleich zu Liposomen aus PC Egg mittels DLS über 4 Wochen.

Nach Inkorporierung der lipophilen SA-Au-NP konnte über einen Zeitraum von 4 Wochen eine leichte Vergrößerung der durchschnittlichen Partikelgröße festgestellt werden. Es zeigte sich eine konzentrationsabhängige Zunahme der Größe sowohl für die 2 nm als auch für die 4 nm SA-Au-NP. Für 10 nM 2 nm SA-Au-NP konnte eine Vergrößerung von ca. 160 nm auf ca. 190 nm, für 20 nM 2 nm SA-Au-NP ca. 160 nm auf ca. 210 nm, für 40 nM 2 nm SA-Au-NP ca. 180 nm auf ca. 200 nm und für 80 nM 2 nm SA-Au-NP von ca. 190 nm auf ca. 260 nm bestimmt werden. Für 10 nM 4 nm SA-Au-NP konnte eine Partikelvergrößerung von ca. 160 nm auf ca. 170 nm, für 20 nM 4 nm SA-Au-NP ca. 160 nm auf ca. 180 nm, für 40 nM 4 nm SA-Au-NP ca. 160 nm auf ca. 210 nm und für 80 nM 4 nm SA-Au-NP von ca. 160 nm auf ca. 200 nm gemessen werden. Die Partikelgrößen der Liposomen nach Zusatz der DNA-Au-NP verhielten sich vergleichbar zu denen aus reinem PC Egg, wobei nur eine minimale

Vergrößerung der Partikelgrößen von ca. 140 nm auf ca. 150 nm innerhalb der 4 Wochen bestimmt werden konnte.

Der beobachtete stärkere Einfluss auf die Liposomengrößen durch Zusatz lipophiler NP im Vergleich zu hydrophilen NP war zu erwarten, da durch Inkorporierung in die Lipidmembran eine Störung der Membranstruktur und damit auch der Festigkeit bzw. Stabilität der Liposomen hervorgerufen wird. Die Liposomen werden labiler. Da hydrophile NP jedoch im Lumen der Liposomen angereichert werden würden und mit der Membran lediglich in Wechselwirkung treten, wenn sie diese passieren, ist deren Einfluss verschwindend gering. Dies konnte bereits auch durch Park et al.[260, 262] gezeigt werden. In diesen Studien wurde jeweils die Inkorporierung lipophiler Ag-NP oder Au-NP in die Membranen liposomaler Systeme aus DPPC untersucht und der Einfluss auf die Membranfluidität bestimmt. Es zeigte sich ein konzentrationsabhängiger Anstieg der Fluidität mit Erhöhung der Menge an NP. Dies erklärt außerdem die gesamte Erhöhung der Partikelgröße nach Inkorporierung lipophil beschichteter NP in das liposomale System (Abbildung 41).

2.2.1.3 Elektronenmikroskopie

Die Veränderung der Partikelgrößen der Liposomen nach Zugabe der lipophilen SA-Au-NP zeigt bereits eine Wechselwirkung der Lipide mit den NP. Ein visueller Nachweis der erfolgreichen Inkorporierung sollte jedoch mittels elektronenmikroskopischer Methoden erfolgen. Zudem konnte für die hydrophilen DNA-Au-NP bisher keine Wechselwirkung mit den Lipiden festgestellt werden, was eine elektronenmikroskopische Darstellung zur Bestätigung eines Einbaus unumgänglich machte. Es wurden TEM bei Feldstärken von 50 kV und 200 kV sowie CryoEM genutzt. Auf eine Negativkontrastierung wurde in diesem Fall verzichtet, da die NP selbst als Kontrastmittel fungieren. Zudem würde eine Negativkontrastierung die kleinen NP überlagern, so dass die Bestimmung eines Einbaus in das Liposom erschwert bzw. unmöglich wäre. Abbildung 43 zeigt die elektronenmikroskopischen Aufnahmen von DNA-Au-NP nach versuchtem Einschluss in das liposomale System bei 50 kV.

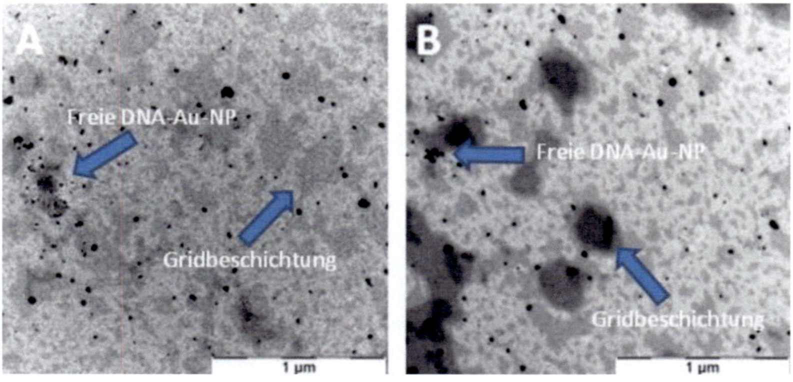

Abbildung 43: Darstellung der Liposomen aus PC Egg nach versuchter Inkorporierung von 12 nm DNA-Au-NP mittels TEM, 50 kV.

Diese EM-Aufnahmen nach Zusatz der DNA-beschichteten Au-NP zeigen die Beschichtung des Grids in hellgrauem Kontrast. Die Liposomen besitzen aufgrund ihrer geringen Massendicke zu geringen Kontrast und könnten daher nur nach erfolgreichem Einschluss und Akkumulierung der NP durch die dadurch erhöhte Kontrastierung sichtbar gemacht werden. Die stark kontrastierten Partikel stellen die DNA-Au-NP dar. Die erwartete Akkumulierung der NP in den Liposomen nach erfolgreichem Einschluss konnte jedoch nicht festgestellt werden. Stattdessen wurde eine freie Verteilung der DNA-Au-NP beobachtet. Aus diesem Grund und zur genauen Verifizierung eines Einbaus der DNA-Au-NP wurden die Präparationen weiter mit TEM bei 200 kV (Abbildung 44) untersucht.

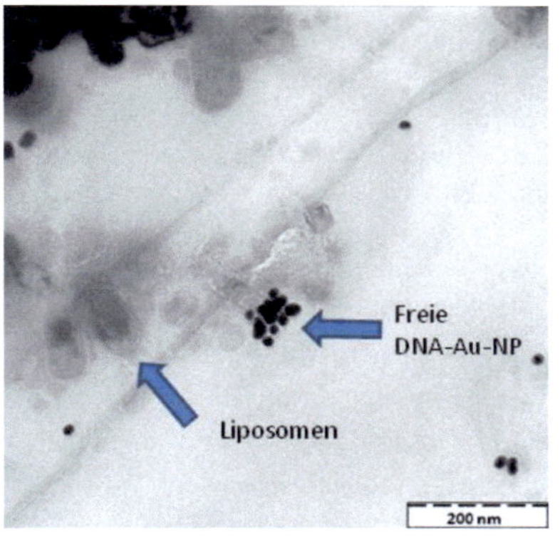

Abbildung 44: Darstellung der Liposomen aus PC Egg nach versuchter Inkorporierung von 12 nm DNA-Au-NP mittels TEM, 200 kV.

TEM bei 200 kV zeigte aufgrund einer veränderten Auflösung im Vergleich zu 50 kV TEM leicht grau kontrastierte Liposomen. Die stark kontrastierten Partikel stellen DNA-Au-NP dar. Nach erfolgreichem Einschluss der NP wäre erneut erhöhte Kontrastierung durch die NPs innerhalb der Liposomen zu erwarten. Im Gegensatz dazu wurden die DNA-Au-NP jedoch ausschließlich außerhalb dieser Strukturen beobachtet. CryoEM der Präparationen sollten abschließend den vermuteten nicht erfolgreichen Einschluss der DNA-Au-NP in den Liposomen bestätigen (Abbildung 45).

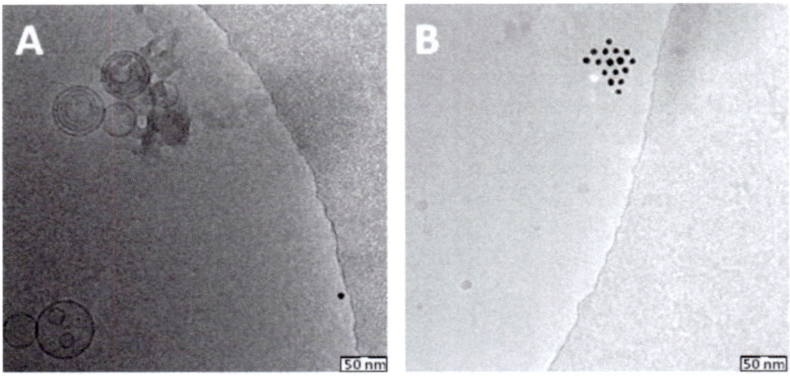

Abbildung 45: Darstellung der Liposomen aus PC Egg nach versuchter Inkorporierung von 12 nm DNA-Au-NP mittels CryoEM, 200 kV.

Die CryoEM-Aufnahmen der liposomalen Systeme zeigten noch deutlicher, dass sich die zugesetzten DNA-Au-NP nicht innerhalb der Liposomen sondern im umliegenden Puffer befanden. Erfolgreiche Inkorporierung hydrophil beschichteter NP konnte im Gegensatz zu den hier ermittelten Ergebnissen durch Paasonen et al.[263] und durch Nativo et al.[264] beschrieben werden. In diesen Studien wurden jedoch anstelle DNA beschichteter NP entweder Mercaptobernsteinsäure-beschichtete Au-NP[263] oder Citrat-Polyethylenglycol-beschichtete Au-NP verwendet. Weitere EM-Aufnahmen nach versuchter Inkorporierung der DNA-Au-NP sind im Anhang in Abbildung 90 zu finden.

Anschließend wurde die Inkorporierung lipophiler 2 nm SA-Au-NP mit Stearylamin-beschichtung getestet. Abbildung 46 zeigt die Aufnahmen nach TEM bei 50 kV.

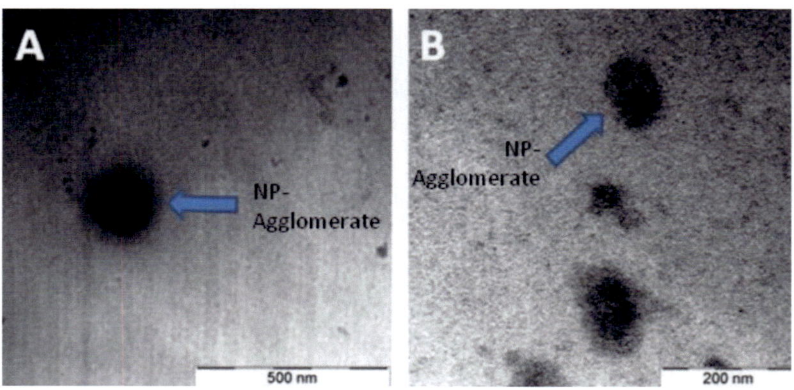

Abbildung 46: Darstellung der Liposomen aus PC Egg nach versuchter Inkorporierung von 2 nm SA-Au-NP mittels TEM, 50 kV.

Nach versuchter Inkorporierung lipophil beschichteter 2 nm SA-Au-NP zeigte sich bereits eine deutlich veränderte Verteilung der NP im Vergleich zu den hydrophilen DNA-Au-NP. Es konnten jeweils Anhäufungen bzw. Agglomerate der NP in gering kontrastierten sphärischen Strukturen beobachtet werden. Da diese vergleichbare Größen wie die liposomalen Systeme bei der DLS-Messung zeigten, wird vermutet, dass diese die präparierten Liposomen darstellen. So konnte sehr gut die Assoziierung der SA-Au-NP mit den Liposomen deutlich gemacht werden. NP-freie Liposomen waren aufgrund des minimalen bzw. fehlenden Kontrastes mit dieser EM-Technik nicht darzustellen. Zur weiteren Verifizierung der Inkorporierung wurde anschließend TEM bei 200 kV (Abbildung 47) durchgeführt.

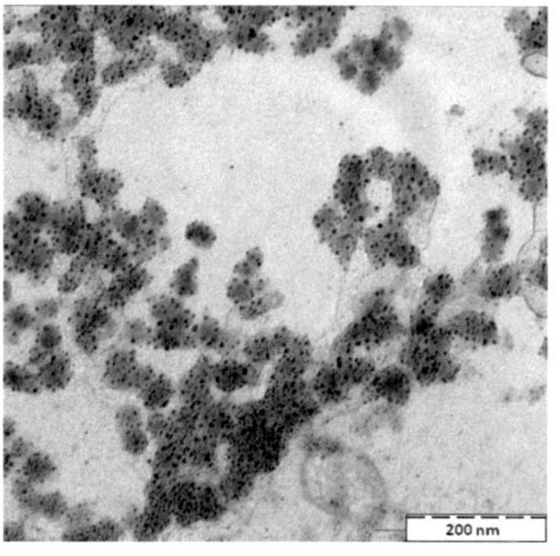

Abbildung 47: Darstellung der Liposomen aus PC Egg nach versuchter Inkorporierung von 2 nm SA-Au-NP mittels TEM, 200 kV.

Auch die EM bei 200 kV zeigte sehr deutliche Assoziierungen der stark kontrastierten SA-Au-NP mit den heller kontrastierten liposomalen Strukturen. Dabei konnten erneut Agglomerate der NP beobachtet werden. Zur weiteren Verifizierung der Inkorporierung und auch zur Darstellung der Lokalisierung der NP innerhalb der Liposomen wurden im Weiteren CryoEM Untersuchungen angeschlossen (Abbildung 48).

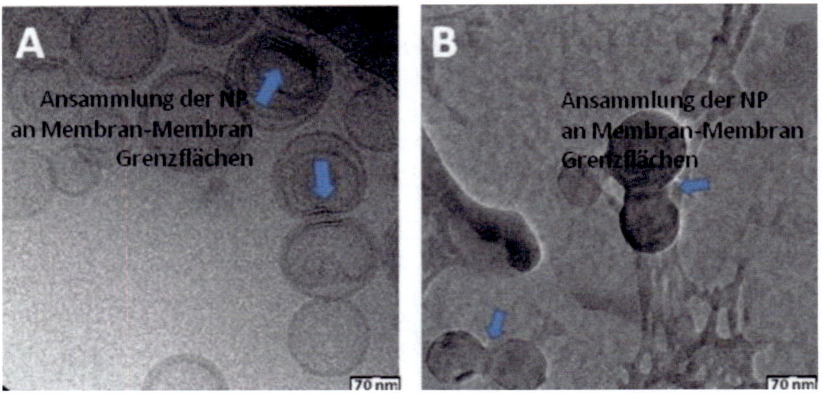

Abbildung 48: Darstellung der Liposomen aus PC Egg nach versuchter Inkorporierung von 2 nm SA-Au-NP mittels CryoEM, 200 kV.

Die CryoEM-Aufnahmen zeigten die in die Membran inkorporierten SA-Au-NP insbesondere an Membran-Membran-Grenzflächen multilamellarer Liposomen nach Ansammlung der NP. Aufgrund ihrer minimalen Größe war die Darstellung einzelner NP mit dem verwendeten Gerät nicht möglich. Insgesamt fand keine homogene Verteilung der SA-Au-NP in die Liposomen statt. Weitere EM-Aufnahmen nach Inkorporierung der 2 nm SA-Au-NP sind im Anhang in Abbildung 91 zu finden.

Zum Nachweis der erfolgreichen Inkorporierung der 4 nm SA-Au-NP wurde ebenfalls zunächst TEM bei 50 kV (Abbildung 49) durchgeführt.

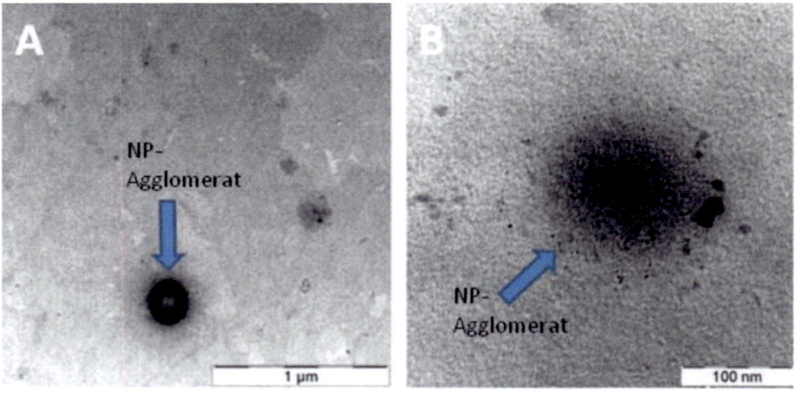

Abbildung 49: Darstellung der Liposomen aus PC Egg nach versuchter Inkorporierung von 4 nm SA-Au-NP mittels TEM, 50 kV.

Wie schon für die 2 nm großen SA-Au-NP konnte nach versuchter Inkorporierung der 4 nm SA-Au-NP eine deutlich veränderte Verteilung im Vergleich zu den hydrophilen DNA-

Au-NP festgestellt werden. Anhäufungen bzw. Agglomerate der NP in gering kontrastierten sphärischen, liposomalen Strukturen wurden beobachtet. So konnte bereits mittels TEM bei 50 kV die Assoziierung der SA-Au-NP mit den Liposomen sichtbar gemacht werden. NP-freie Liposomen waren aufgrund des minimalen Kontrastes der Lipidkomponenten nicht darzustellen. Zur weiteren Verifizierung des Einschlusses der NP wurde anschließend TEM bei 200 kV (Abbildung 50) durchgeführt.

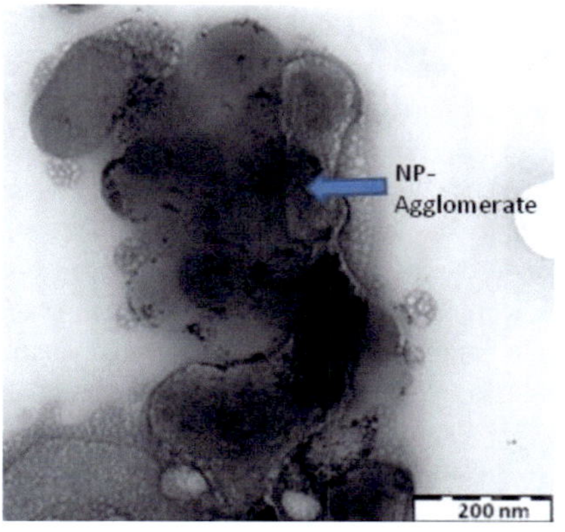

Abbildung 50: Darstellung der Liposomen aus PC Egg nach versuchter Inkorporierung von 4 nm SA-Au-NP mittels TEM, 200 kV.

Wie auch schon für die 2 nm SA-Au-NP verdeutlichte die EM bei 200 kV nochmals die bereits bei 50 kV beobachteten deutlichen Assoziierungen der stark kontrastierten SA-Au-NP mit den heller kontrastierten liposomalen Strukturen. Wieder konnten Agglomerate der NP beobachtet werden. Weitere Verifizierung der Inkorporierung und Lokalisierung der NP innerhalb der Liposomen wurde mittels CryoEM durchgeführt (Abbildung 51).

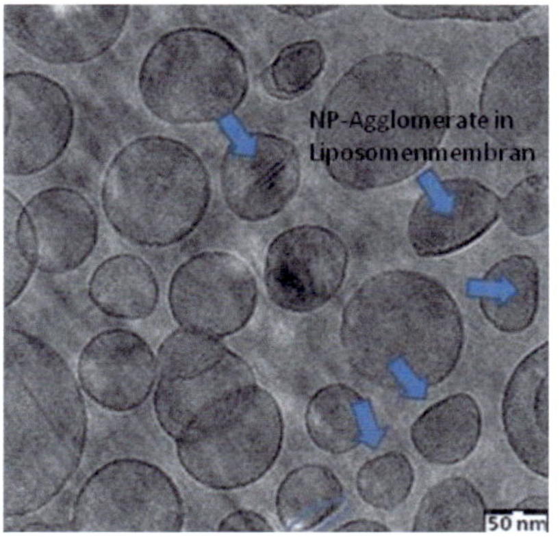

Abbildung 51: Darstellung der Liposomen aus PC Egg nach versuchter Inkorporierung von 4 nm SA-Au-NP mittels CryoEM, 200 kV.

Die CryoEM-Aufnahmen nach Inkorporierung der 4 nm SA-Au-NP zeigten deutliche Anreicherungen der NP an den Randflächen der Liposomen. Einzelne NP in den Membranen der Liposomen konnten erneut nicht dargestellt werden. Insgesamt fand auch hier keine homogene Verteilung der SA-Au-NP in die Liposomen statt. Weitere EM-Aufnahmen nach Inkorporierung der 4 nm SA-Au-NP sind im Anhang in Abbildung 92 zu finden.

Der Vergleich der Resultate und Beobachtungen aus den EM-Versuchen zeigt, dass eine Inkorporierung lipophiler SA-Au-NP sowohl in 2 nm als auch in 4 nm Größe erreicht werden konnte. Erfolgreiche Inkorporierung unterschiedlichster lipophil beschichteter NP (Au, Ag, Eisenoxid) wurde bereits durch mehrere Studien berichtet.[228, 231, 260-263, 265] Insbesondere Hainfeld et al.[265] visualisierten dabei auch die genauere Lokalisierung der NP innerhalb der Liposomen. In dieser Studie wurde die Inkorporierung 1,4 nm großer DPPE-beschichteter Au-NP untersucht. Analog zu den hier beobachteten Ergebnissen, wurden auch in dieser Studie lokale Akkumulationen der NP in bestimmten Bereichen der Liposomenmembranen festgestellt. Außerdem wurden auch speziell an Membran-Membran-Grenzflächen, beispielsweise zweier fusionierender Liposomen, erhöhte Akkumulationen der NP beobachtet (hier siehe Abbildung 48). Hainfeld et al.[265] bestätigen zudem die beobachtete, nicht homogene, Verteilung der NP auf die Liposomen. In einigen Liposomen ließen sich uniforme Verteilungen der NP, in anderen vermehrt Akkumulationen beobachten. Aufgrund der hohen Krümmung der Liposomenmembran, werden diese Ansammlungen der NP in Aggregaten mit Stabilitätsgründen erklärt.[265]

2.2.2 Darstellung der Aufnahme von Nanopartikeln in HeLa-Zellen

2.2.2.1 Darstellung der Aufnahme von Nanopartikeln in HeLa-Zellen mittels Spinning Disk Konfokalmikroskopie

Parallel zu den Untersuchungen zur Charakterisierung der NP-Inkorporierung in die Liposomen erfolgte die Etablierung verschiedener Methoden zur Detektion der NP-modifizierten Liposomen in Zellen. Zum einen wurde die Eigenfluoreszenz der Au-NP bei 750/210 nm genutzt und hochauflösende konfokale Mikroskopie durchgeführt. Zum anderen wurde TEM an eingebetteten Zellschnitten angewandt. Für die erste Methode wurden Zellen mit 20 nM 2 nm SA-Au-NP in PC Egg Liposomen inkubiert und dann in Zusammenarbeit mit der Arbeitsgruppe Nienhaus mit der Spinning Disk Konfokalmikroskopie untersucht.

Im Gegensatz zur üblichen Konfokalmikroskopie, bei der das Abrastern der Probe Punkt für Punkt stattfindet, werden bei der Spinning Disk Konfokalmikroskopie mehrere Punkte zur gleichen Zeit abgerastert. Dies geschieht mit Hilfe einer Mikrolinsen- und einer Pinhole-(Nipkow) Disk, die zwischen Strahlenquelle und Probe geschaltet sind (Abbildung 52). Diese Disks sind sich schnell drehende Scheiben. Sie besitzen viele kleine Löcher, die als Lochblenden fungieren. So werden gleichzeitig viele Bereiche der Probe erfasst. Zudem blockieren die Scheiben das Emissionslicht, das von außerhalb des Fokus stammt. Bedeutender Vorteil dieser Anordnung ist die hohe Scangeschwindigkeit.[266, 267]

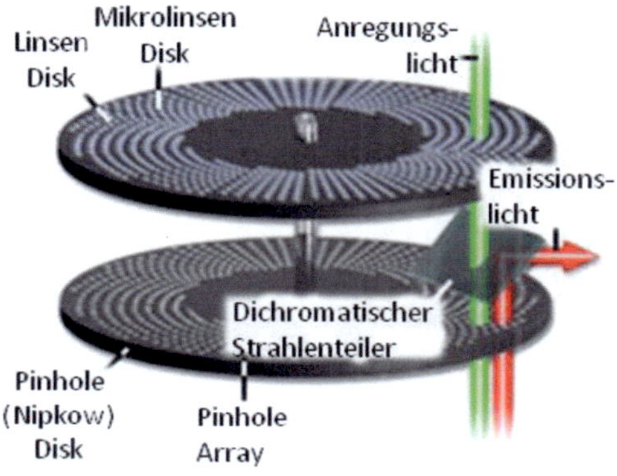

Abbildung 52: Prinzip der Spinning Disk Konfokalmikroskopie; modifiziert nach Nikon.[268]

Um die geeigneten Bedingungen zur Spinning Disk Konfokalmikroskopie zu erhalten, wurde zunächst die Quantenausbeute der Au-NP bestimmt. Die höchsten Emissionswerte wurden bei 530 nm und 540 nm erhalten. Die nach der Formel (siehe Methoden) bestimmte Quantenausbeute lag bei 0,0042 ± 0,0014, d.h. 0,42 ± 0,14%. Abbildung 53 und Abbildung 54 zeigen das Emissions- sowie Excitationsspektrum der genutzten 2 nm SA-Au-NP.

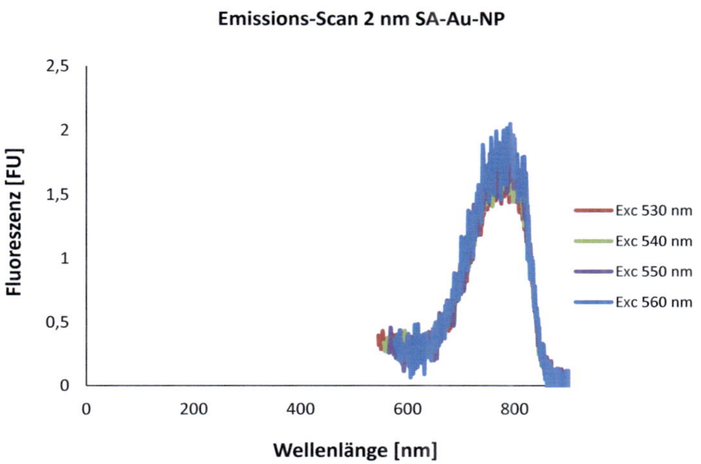

Abbildung 53: Emissions-Scan der 2 nm SA-Au-NP.

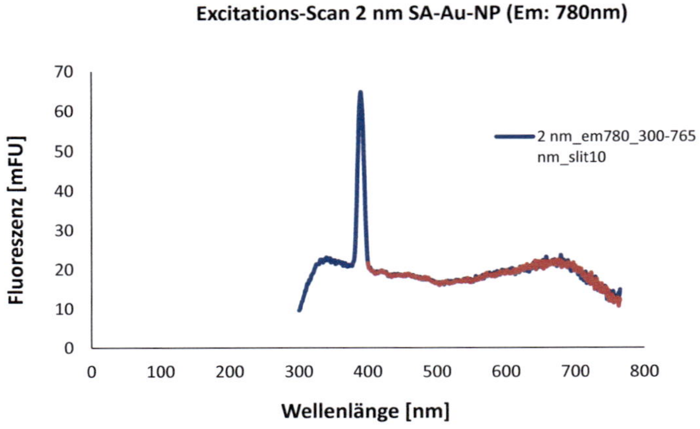

Abbildung 54: Excitations-Scan der 2 nm SA-Au-NP.

Die Spinning Disk Konfokalmikroskopie wurde mit den 2 nm SA-Au-NP durchgeführt, da diese im EM nur schwer zu visualisieren sind. Zur Darstellung der Aufnahme der fluoreszierenden freien 2 nm SA-Au-NP sowie der in Liposomen inkorporierten 2 nm SA-Au-NP in HeLa-Zellen wurden diese mit den jeweiligen Lösungen (20 nM Au-NP) inkubiert. Die Ergebnisse nach Durchführung der Spinning Disk Konfokalmikroskopie sind in Abbildung 55 (Kontrollzellen), Abbildung 56 (freie NP) und Abbildung 57 und Abbildung 58 (liposomal transportierte 2 nm SA-Au-NP) dargestellt.

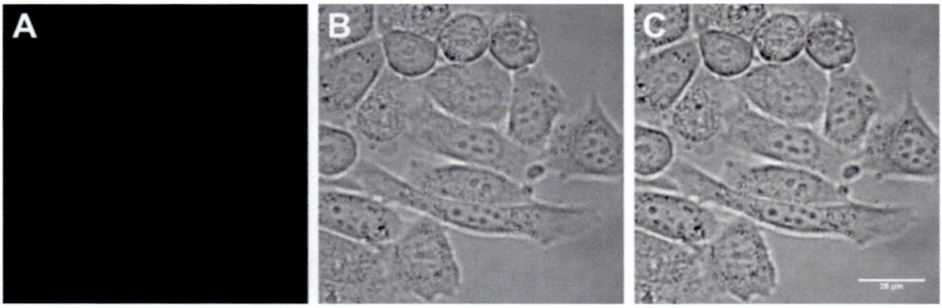

Abbildung 55: Spinning Disk Konfokalmikroskopie von HeLa-Zellen als Kontrolle, (**A**) roter Kanal, (**B**) Hellfeld, (**C**) Überlagerung (**A**) und (**B**), Scale bar 25 µm.

Die Spinning Disk Konfokalmikroskopie von Kontrollzellen (Abbildung 55) zeigte lediglich Hintergrundfluoreszenz. Nach Anregung bei 488 nm konnte keine Autofluoreszenz detektiert werden.

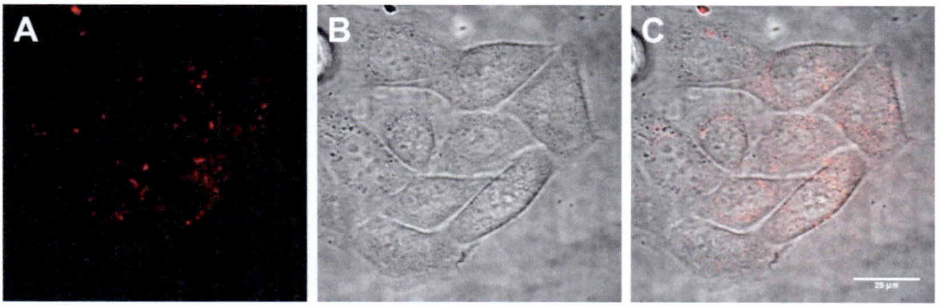

Abbildung 56: Spinning Disk Konfokalmikroskopie von HeLa-Zellen nach Inkubation mit 2 nm SA-Au-NP (20 nM, 1 h, mit FCS), (**A**) roter Kanal, 2 nm SA-Au-NP, (**B**) Hellfeld, (**C**) Überlagerung aus (**A**) und (**B**), Scale bar 25 µm.

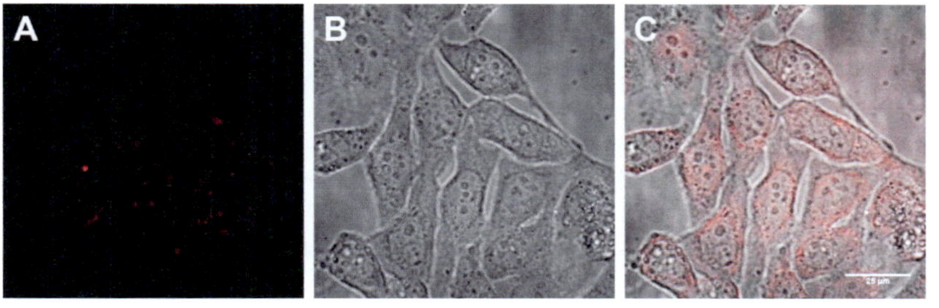

Abbildung 57: Spinning Disk Konfokalmikroskopie von HeLa-Zellen nach Inkubation mit Liposomen nach Inkorporierung von 2 nm SA-Au-NP (20 nM, 1 h, mit FCS), (**A**) roter Kanal, 2 nm SA-Au-NP, (**B**) Hellfeld, (**C**) Überlagerung aus (**A**) und (**B**), Scale bar 25 µm.

Die Aufnahme freier 2 nm SA-Au-NP in HeLa-Zellen nach 1 h Inkubationsdauer (Abbildung 56) wurde deutlich durch die zu beobachtende rote Fluoreszenz innerhalb der Zellen visualisiert. Liposomal transportierte NP (Abbildung 57) zeigten nach gleicher Inkubationsdauer vergleichbare Aufnahme und Anreicherung innerhalb der Zellen. Zudem konnte kernnahe Lokalisierung der NP beobachtet werden. Die Aufnahme der liposomal transportierten NP wurde zudem nochmals nach 24 h Inkubationsdauer (Abbildung 58) untersucht.

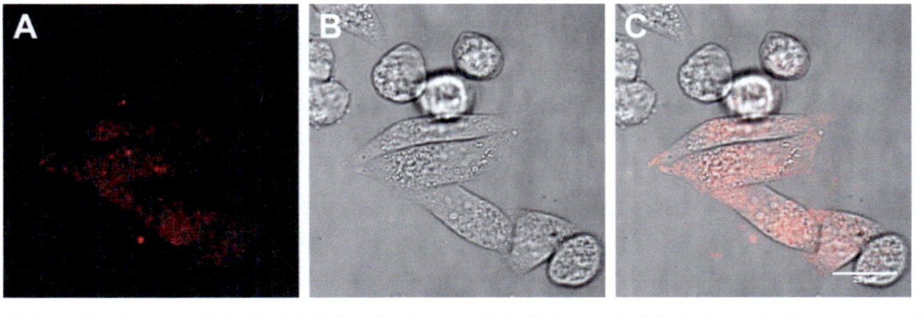

Abbildung 58: Spinning Disk Konfokalmikroskopie von HeLa-Zellen nach Inkubation mit Liposomen nach Inkorporierung von 2 nm SA-Au-NP (20 nM, 24 h, mit FCS), (**A**) roter Kanal, 2 nm SA-Au-NP, (**B**) Hellfeld, (**C**) Überlagerung aus (**A**) und (**B**), Scale bar 25 µm.

Ein Vergleich der Aufnahme liposomaler NP durch Quantifizierung der Fluoreszenz nach 1 h (Abbildung 57) und 24 h (Abbildung 58) zeigte innerhalb der HeLa-Zellen einen deutlichen Anstieg der Zellaufnahme. Außerdem konnte erneut Kernnähe der NP festgestellt werden. Nativo et al.[264] beschrieben bereits die Aufnahme liposomal transportierter NP (Citrat-PEG-beschichtete Au-NP) in Zellen. Dabei wurde nach 2 h Inkubationsdauer überwiegend eine endosomale, teilweise auch zytosolische Anreicherung der NP festgestellt. Chithrani et al.[261] untersuchten zudem die zelluläre Aufnahme DPPE-beschichteter Au-NP. Nach 40 minütiger Inkubation konnte bereits lysosomale Anreicherung der NP detektiert werden. Die Resultate beider Studien sind vergleichbar mit den hier beobachteten Lokalisierungen der NPs innerhalb der Zellen. Auch die intrazelluläre Aufnahme freier NPs wurde bereits vielfach untersucht und beobachtet.[269-275] Dabei wird sowohl die Aufnahme mittels Endozytose[269, 276] als auch über weitere unspezifische Aufnahmemechanismen durch unterschiedlichste Wechselwirkungen mit den Zellen (über van-der Waals-Kräfte, elektrostatische Wechselwirkungen, sterische Interaktionen) diskutiert.[277, 278] Außerdem werden unterschiedlichste Wechselwirkungen applizierter NP mit Proteinen und anderen Serumkomponenten postuliert, die einen Einfluss auf die Zellaufnahme haben.[272, 279-282] Dabei weisen NP mit unterschiedlichen chemischen und physikalischen Eigenschaften unterschiedliche Bindungsaktivitäten auf. Die Serumkomponenten werden dann über unspezifische Mechanismen und vermutlich als unvollständiger Monolayer an die NP gebunden.[272]

Die hier verwendeten NP sollen in dieser Anordnung als Radiosensitizer für die Bestrahlung eingesetzt werden. Dabei soll die Formierung niedrigenergetischer Auger Elektronen ausgenutzt werden. Aufgrund ihrer geringen Reichweite[169] ist die möglichst kernnahe Lokalisierung bzw. Anreicherung der NP von besonderer Wichtigkeit.[164] Kernnahe Lokalisierung der NP konnte bereits in Abbildung 57 beobachtet werden. Um eine mögliche Aufnahme in den Nukleus zu untersuchen, wurden weitere Versuche zur eventuellen Kolokalisierung der NP mit einem Nukleusmarker (0,65 µM) durchgeführt. Die Resultate dieser Versuche sind in Abbildung 59 nach 1 h Inkubationsdauer und in Abbildung 60 nach 24 h Inkubationsdauer jeweils im Vergleich freie 2 nm SA-Au-NP (**A** – **1** bis **E** – **1**) zu liposomalen 2 nm SA-Au-NP (**A** – **2** bis **E** – **2**) dargestellt. Sowohl nach 1 h (Abbildung 59), als auch nach 24 h (Abbildung 60) Inkubationsdauer konnte keine Kolokalisation der 2 nm SA-Au-NP mit dem Nukleusmarker beobachtet und damit keine Anreicherung der NP im Nukleus detektiert werden. Jedoch konnte erneut sowohl für die freien NP, als auch die liposomal transportierten NP, insbesondere nach 24 h, sehr deutlich kernnahe Anreicherung, vermutlich in endosomal/lysosomalen Systemen, gezeigt werden. Diese Beobachtungen waren analog zu der bereits diskutierten endosomalen bzw. lysosomalen Anreicherung von NP anderer Studien.[261, 264, 283] Beim Vergleich freier zu liposomalen NP waren lediglich nach 1 h Inkubationsdauer höhere Fluoreszenzen und damit höhere Aufnahmen in den Proben der freien NP zu beobachten. Nach 24 h war dies nicht mehr zu erkennen. Die Gehalte der NP konnten für genauere Aussagen mit dieser Methode jedoch nicht quantitativ bestimmt werden, da die verwendeten NP keine Photostabilität zeigten, sondern nach ca. 200 ms an Fluoreszenz verloren.

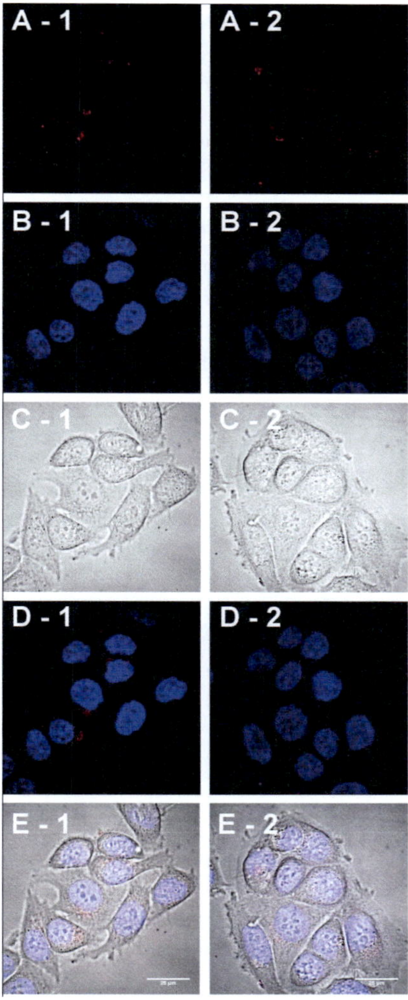

Abbildung 59: Vergleich der Spinning Disk Konfokalmikroskopie von HeLa-Zellen nach Inkubation mit 2 nm SA-Au-NP (20 nM) mit HeLa-Zellen nach Inkubation mit Liposomen aus PC Egg nach Inkorporierung von 2 nm SA-Au-NP (20 nM) und Nukleusmarker (0,65 µM) zur Untersuchung der Kolokalisation; Inkubationsdauer 1 h (mit FCS), (**A**) HeLa-Zellen Hoechst gefärbt, blau, (**B**) 2 nm SA-Au-NP, rot, (**C**) Hellfeld, (**D**) Überlagerung aus (**A**), (**B**), (**E**) Überlagerung aus (**A**), (**B**), (**C**), Scale bar 25 µm.

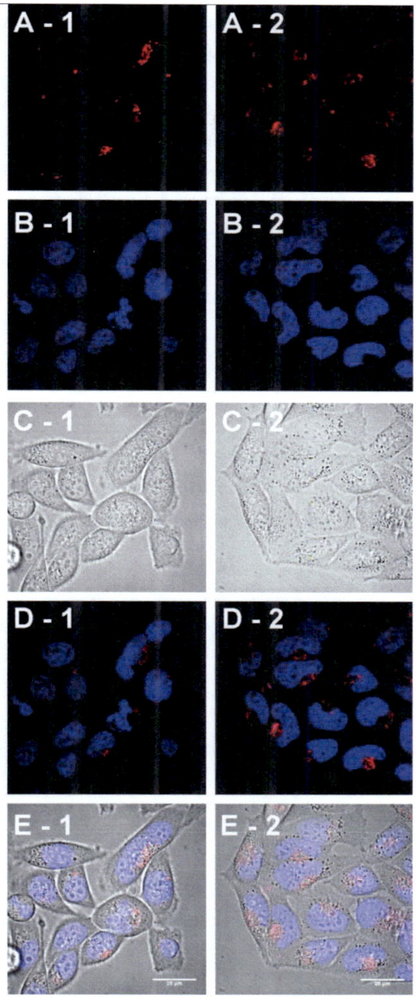

Abbildung 60: Vergleich der Spinning Disk Konfokalmikroskopie von HeLa-Zellen nach Inkubation mit 2 nm SA-Au-NP (20 nM) mit HeLa-Zellen nach Inkubation mit Liposomen aus PC Egg nach Inkorporierung von 2 nm SA-Au-NP (20 nM) und Nukleusmarker (0,65 µM) zur Untersuchung der Kolokalisation; Inkubationsdauer 24 h (mit FCS), (**A**) HeLa-Zellen Hoechst gefärbt, blau, (**B**) 2 nm SA-Au-NP, rot, (**C**) Hellfeld, (**D**) Überlagerung aus (**A**), (**B**), (**E**) Überlagerung aus (**A**), (**B**), (**C**), Scale bar 25 µm.

2.2.2.2 Darstellung der Aufnahme von Nanopartikeln in HeLa-Zellen mittels EPON-Einbettung

Zur Darstellung der Aufnahme der 2 nm SA-Au-NP sowie der in Liposomen inkorporierten NP, wurden neben der Spinning Disk Mikroskopie auch weitere TEM Experimente an ganzen Zellen durchgeführt. Dazu wurden die Zellen nach Behandlung eingebettet. Eine Einbettung ist eine bestimmte Technik um Proben für die EM zu präparieren. Dabei wird das einzubettende Objekt fixiert, gefärbt und schonend dehydriert. Anschließend erfolgt die Einbettung, wobei unterschiedliche Materialien, wie z.B. Epoxidharze, Polyesterharze oder Methylacrylat, genutzt werden können. Hier wurde die Einbettung in das Epoxidharz EPON durchgeführt, da dieses die Vorteile hat homogen zu polymerisieren und hohe Stabilität im Elektronenstrahl zu zeigen. Zur Betrachtung des Präparates mittels TEM werden nach erfolgter Einbettung dünne Schnitte mit Hilfe eines Mikrotoms angefertigt und diese über EM-Grids in das Mikroskop überführt.[284, 285]

HeLa-Zellen wurden mit den jeweiligen 2 nm SA-Au-NP sowie den in Liposomen inkorporierten NP inkubiert (1 nM). Die Ergebnisse nach Einbettung und Anfertigung der Dünnschnitte sind in Abbildung 61 (Kontrollzellen), Abbildung 62 (freie 2 nm SA-Au-NP) und Abbildung 63 (liposomal transportierte 2 nm SA-Au-NP) dargestellt.

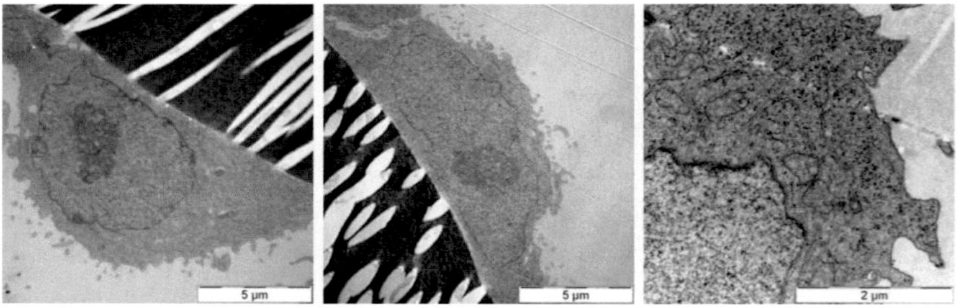

Abbildung 61: Einbettung von HeLa-Zellen ohne Inkubationslösung als Kontrolle.

Schon bei Betrachtung der Kontrollzellen fiel auf, dass sich innerhalb des Zytoplasmas der Zellen viele kontrastreiche kleine Strukturen befinden. Diese sind überwiegend Ribosomen. Zum Nachweis einer Aufnahme der inkubierten NP, sowohl frei als auch liposomal, musste daher besonders darauf geachtet werden, dass keine Verwechslung beider Strukturen stattfand und dadurch fälschliche Nachweise getätigt werden. Dies wurde vor allem durch die minimalen Größen der NP erschwert. Das Hauptaugenmerk zur Umgehung falscher Nachweise lag daher auf Betrachtung endosomal/lysosomaler Kompartimente. Zudem konnte bereits durch Spinning Disk Konfokalmikroskopie die Akkumulation im Kern ausgeschlossen werden.

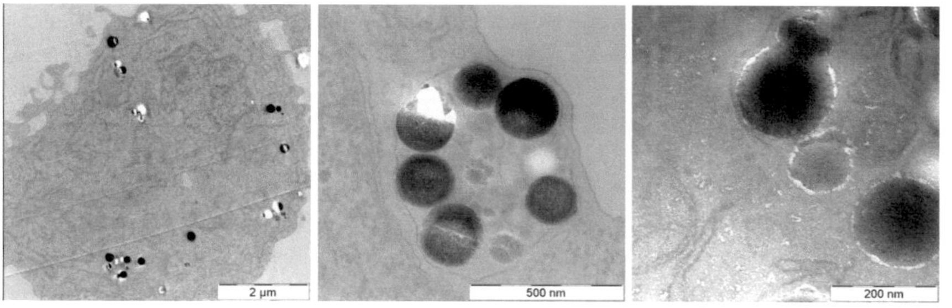

Abbildung 62: Einbettung von HeLa-Zellen nach Inkubation mit 2 nm SA-Au-NP (1 nM) für 1 h; Endosomale Lokalisierung, Akkumulation sowie Agglomeration der NP nach deren Aufnahme.

Nach Inkubation mit freien 2 nm SA-Au-NP konnten bereits mit kleiner Vergrößerung sehr kontrastreiche und im Vergleich zu den kontrastreichen Strukturen der Kontrollzellen auch große Strukturen erkannt werden. Durch Vergrößerung zeigte sich zudem, dass diese Strukturen kugelförmig waren und vergleichbare Größen besaßen. Außerdem war ein Einschluss dieser runden Strukturen in membranumgebende Komponenten sehr deutlich zu erkennen. Weiterhin scheinen bei näherer Betrachtung die kugelförmigen Gebilde aus kleineren zusammengesetzt zu sein. Diese Beobachtungen lassen vermuten, dass es nach der Inkubation der Zellen mit den freien SA-Au-NP zu endosomaler Aufnahme kommt, wobei vor oder nach der Endozytose Agglomeration der lipophilen NP aufgrund der wässrigen Umgebung stattfindet. Weitere EM-Aufnahmen nach Einbettung von HeLa-Zellen nach Inkubation mit 2 nm SA-Au-NP sind im Anhang in Abbildung 93 zu finden.

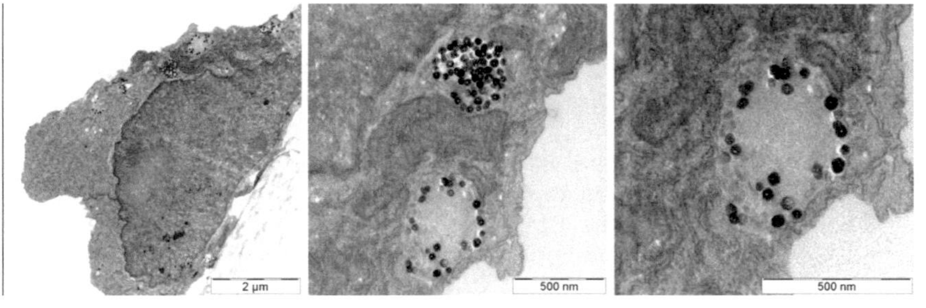

Abbildung 63: Einbettung von HeLa-Zellen nach Inkubation mit Liposomen aus PC Egg nach Inkorporierung von 2 nm SA-Au-NP (1 nM) für 1 h; Endosomale Lokalisierung, Akkumulation sowie Agglomeration der NP nach deren Aufnahme.

Nach Inkubation mit liposomal inkorporierten 2 nm SA-Au-NP konnten vergleichbare Beobachtungen wie für die freien 2 nm SA-Au-NP gemacht werden. Erneut wurden kontrastreiche kugelförmige Strukturen in membranumgebenden Zellkompartimenten beobachtet. Dies lässt wiederholt auf endosomale Aufnahme auch der liposomalen Systeme schließen. Weitere EM-Aufnahmen nach Einbettung von HeLa-Zellen nach Inkubation mit liposomalen 2 nm SA-Au-NP sind im Anhang in Abbildung 94 zu finden.

Wie bereits diskutiert, konnte diese endosomale Aufnahme, sowohl freier, als auch mittels Liposomen transportierter NP, bereits durch Nativo et al.[264] dargestellt werden. In dieser Studie wurden jedoch 16 nm große Au-NP verwendet. Daleke et al.[286] zeigten zudem die endosomale Aufnahme und Freisetzung von Substanzen, die mittels Liposomen transportiert wurden. Auch Connor et al.[287] zeigten bereits die pH-abhängige Fusionierung liposomaler Systeme durch pH Absenkung von pH 7 auf pH 5. Die endosomale Degradierung der Lipide der Liposomen könnte somit auch ein Grund dafür sein, dass in Abbildung 62 und Abbildung 63 keine liposomalen Strukturen mehr erkennbar waren. Stattdessen kann eine Freisetzung der SA-Au-NP im endosomalen System erneut zu Agglomeration der NP führen.

Abschließend konnte festgestellt werden, dass sich Liposomen als geeignetes Transportsystem für kleine Au-NP eignen und diese erfolgreich in Zellen, genauer lysosomale Systeme, aufgenommen werden können. Dies kann dazu dienen eine spezifische Anreicherung der NP durch Ausnutzung des EPR-Effektes in Tumorgeweben zu erreichen.

2.3 Modulation der Liposomen durch Einbau von Zytostatikum-markierten Polyaminen und Goldnanopartikeln

Im letzten Ansatz zur Modulation der Liposomen sollten nun die beiden zuvor untersuchten und etablierten liposomalen Systeme zu einem liposomalen Drug Delivery System vereint werden, um so gleichzeitige Chemo- und Radiotherapie nach tumorspezifischer Anreicherung mittels EPR zu ermöglichen. Zur Vereinfachung wurde in diesem Abschnitt der Arbeit lediglich die Inkorporierung der 2 nm SA-Au-NP als Radiosensitizer getestet. Diese sollen unterstützend zur Chemotherapie, auch im Falle von MDR, dienen. Abbildung 19 **A** stellt das angestrebte multifunktionale liposomale System schematisch dar.

2.3.1 Charakterisierung und Bestimmung des Einbaus des Zytostatikum-markierten Polyamins und der Goldnanopartikel

2.3.1.1 Größenbestimmung der Liposomen

Die Partikelgrößenbestimmung mittels DLS sollte die erfolgreiche Liposomenbildung nach Inkorporierung sowohl des molekularen Doxorubicin-Transporters (10 µM), als auch der lipophilen 2 nm SA-Au-NP (30 – 80 nM) aufzeigen. Die gemessenen Größen sind in Abbildung 64 dargestellt. Es wurde versucht möglichst hohe Konzentrationen der NP zu inkorporieren, um möglichst deutliche Effekte durch eine Radiotherapie zu ermöglichen.

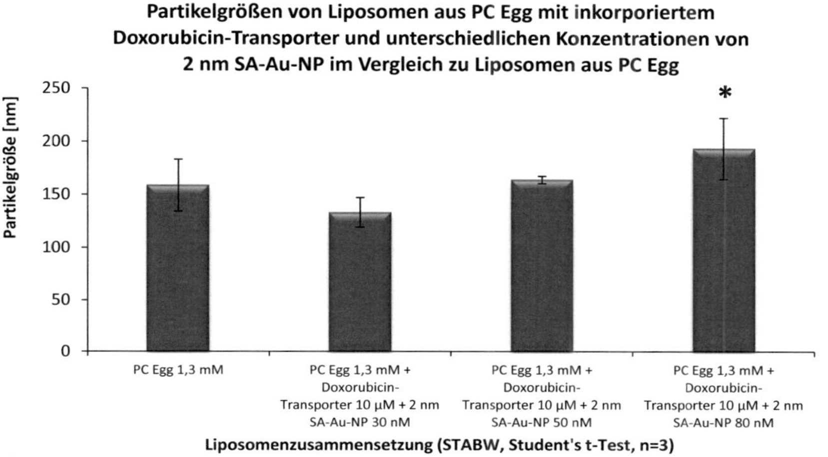

*P < 0,5 zu Kontrolle

Abbildung 64: Bestimmung der Partikelgrößen von Liposomen aus PC Egg (1,3 mM, 1 mg/ml) nach Inkorporierung von Doxorubicin-Transporter (10 µM) und 2 nm SA-Au-NP in verschiedenen Konzentrationen (30 – 80 nM) im Vergleich zu Liposomen aus PC Egg mittels DLS.

Durch Inkorporierung sowohl des molekularen Doxorubicin-Transporters, als auch der 2 nm SA-Au-NP in unterschiedlichen Konzentrationen, konnte zunächst eine Verkleinerung der Liposomengröße durch den Zusatz von 30 nM Konzentrationen der NP gemessen werden. Eine Erhöhung der Konzentrationen führte zu konzentrationsabhängigen Vergrößerungen der Liposomen. Signifikant erhöhte Partikelgrößen, nach Zusatz der NP in 80 nM Konzentration, konnten im Vergleich zu PC Egg Liposomen festgestellt werden. Dennoch lagen auch die Größen dieser Liposomen im angestrebten Größenbereich (150 – 300 nm).

Die Resultate dieser Größenbestimmungen sind vergleichbar mit den zuvor bestimmten Partikelgrößenveränderungen nach Einzelinkorporierung des Doxorubicin-Transporters bzw. der NP. Die alleinige Inkorporierung des Doxorubicin-Transporters (Abbildung 32) zeigte zuvor bereits keinen Einfluss auf eine Liposomengrößenveränderung. Die Vergrößerung der Liposomen nach alleiniger Inkorporierung der 2 nm SA-Au-NP (Abbildung 41) war vergleichbar mit den hier bestimmten Veränderungen nach Präparation des liposomalen Drug Delivery Systems.

2.3.1.2 Bestimmung der Stabilität der Liposomen

Die Stabilität der Liposomen nach Einbau des Doxorubicin-Transporters und der 2 nm SA-Au-NP in verschiedenen Konzentrationen wurde über 4 Wochen mit DLS verfolgt. Die Lagerung während des Messzeitraumes fand bei 4 °C unter weitestgehendem Lichtausschluss statt. Die gemessenen Partikelgrößen sind in Abbildung 65 dargestellt.

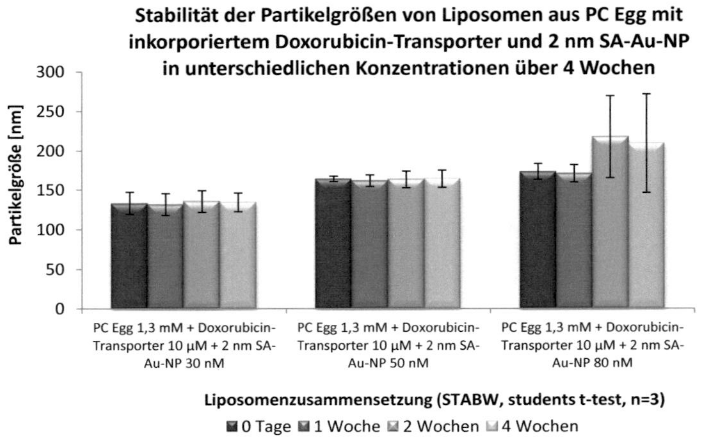

Abbildung 65: Bestimmung der Stabilität der Partikelgrößen von Liposomen aus PC Egg (1,3 mM, 1 mg/ml) nach Inkorporierung von Doxorubicin-Transporter und 2 nm SA-Au-NP in verschiedenen Konzentrationen (30 – 80 nM) im Vergleich zu Liposomen aus PC Egg mittels DLS über 4 Wochen.

Nach Inkorporierung sowohl des Doxorubicin-Transporters, als auch der 2 nm SA-Au-NP in unterschiedlichen Konzentrationen konnte über einen Zeitraum von 4 Wochen lediglich nach Inkorporierung einer Konzentration von 80 nM der 2 nm SA-Au-NP eine leichte, jedoch nicht signifikante, Erhöhung der Liposomengrößen bestimmt werden. Die Resultate dieser Stabilitätsmessungen sind vergleichbar mit den zuvor bestimmten Stabilitätsbestimmungen nach Einzelinkorporierung des Doxorubicin-Transporters bzw. der NP. Eine alleinige Inkorporierung des Doxorubicin-Transporters (Abbildung 33) zeigte zuvor bereits keine signifikanten Größenänderungen der Liposomen über den gemessenen Zeitraum. Die Liposomenvergrößerung über 4 Wochen nach alleiniger Inkorporierung der 2 nm SA-Au-NP (Abbildung 42) war vergleichbar mit den hier gemessenen Größenveränderungen nach Präparation des liposomalen Drug Delivery Systems.

2.3.1.3 Zetapotential

Die Bestimmung des Zetapotentials wird dazu genutzt, die Stabilität eines dispersen Systems zu ermitteln. Ein geladenes Teilchen innerhalb einer Suspension besitzt ein elektrostatisches Potential. Dadurch verändert sich die Verteilung des umgebenden Lösemittels, was zur Ausbildung einer Lösemittelschicht um das Teilchen führt. Diese besteht aus zwei Schichten, einer festen (Sternschicht) und einer diffusen Schicht. Bei einer Bewegung des Partikels bewegt sich diese Lösemittelschicht als Teil des Partikels mit. Auftretende Scherkräfte führen jedoch zu einer Verschiebung der diffusen Schicht. Das auftretende Potential am Ort dieser Verschiebung wird als das Zetapotential bezeichnet (Abbildung 66). Partikel mit hohem Zetapotential (> ± 30 mV) und gleichem Vorzeichen, zeigen hohe elektrostatische Abstoßungen. Dies verhindert Aggregation und erhöht damit die Stabilität des Systems.[288-290]

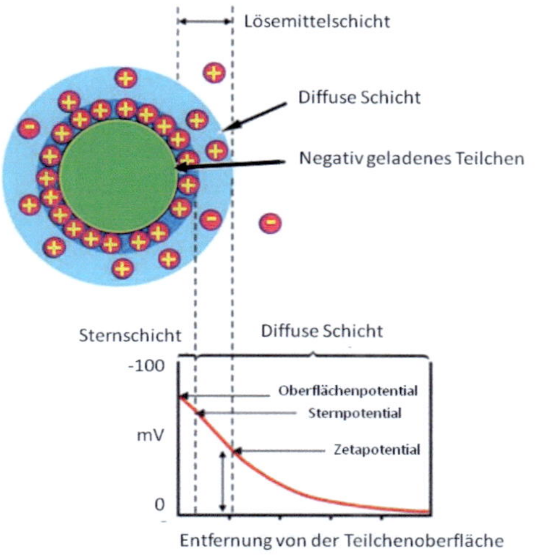

Abbildung 66: Schematische Darstellung des Zetapotentials; modifiziert nach Malvern.[289]

Das Zetapotential der unterschiedlichen hier untersuchten liposomalen Systeme in Konzentrationen von PC Egg 1,3 mM, Doxorubicin-Transporter 10 µM und 2 nm SA-Au-NP 80 nM ist in Abbildung 67 dargestellt.

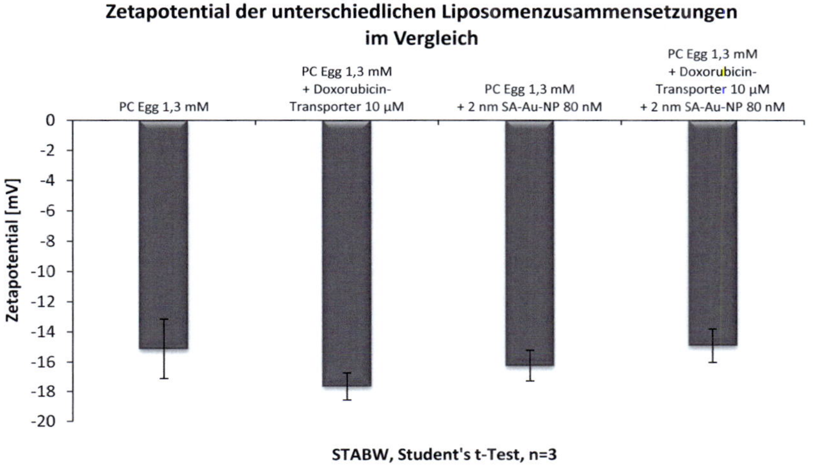

Abbildung 67: Bestimmung des Zetapotentials der unterschiedlichen Liposomenpräparationen im Vergleich zu Liposomen aus PC Egg.

Die Zetapotentiale der verschiedenen Liposomenpräparationen zeigten keine deutlichen und signifikanten Unterschiede zueinander. Nach liposomaler Inkorporierung des Doxorubicin-Transporters konnte insgesamt das höchste negative Zetapotential von rund -18 mV bestimmt werden. Diese Werte bestätigen die gemessenen Stabilitäten der unterschiedlichen Liposomenpräparationen, da durch diese (mittel)hohen Potentiale eine gute elektrostatische Abstoßung der Liposomen auftreten kann.

2.3.1.4 Elektronenmikroskopie

Bei der Etablierung des Einzelsystems aus 2 nm SA-Au-NP in Liposomen ließ sich bereits die erfolgreiche Inkorporierung der NP zeigen. Dennoch sollte dies erneut nach Präparation des liposomalen Drug Delivery Systems bestätigt werden. Der visuelle Nachweis erfolgte daher wiederholt mittels elektronenmikroskopischer Methoden. Es wurden TEM bei 50 kV sowie CryoEM genutzt. Eine Negativkontrastierung bei 50 kV EM wurde zusätzlich zur Bestätigung der Liposomenbildung genutzt (Abbildung 68).

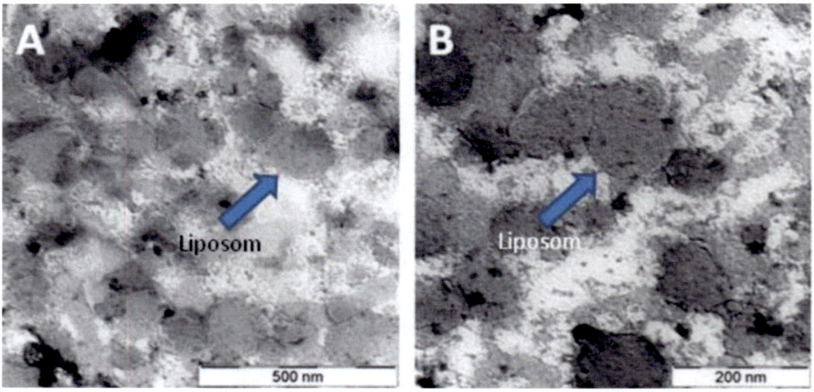

Abbildung 68: Darstellung der Liposomen aus PC Egg nach Inkorporierung des Doxorubicin-Transporters und von 2 nm SA-Au-NP nach Negativkontrastierung mit Uranylacetat mittels TEM, 50 kV.

Durch Negativkontrastierung und elektronenmikroskopische Untersuchung konnte die Präparation des liposomalen Drug Delivery Systems bestätigt werden. Da eine Negativkontrastierung die kleinen NP überlagert, wurden weiterhin in einer Präparation mit TEM bei 50 kV die NP als Kontrastmittel genutzt, um die erfolgreiche Inkorporierung darzustellen. Dies ist in Abbildung 69 dargestellt.

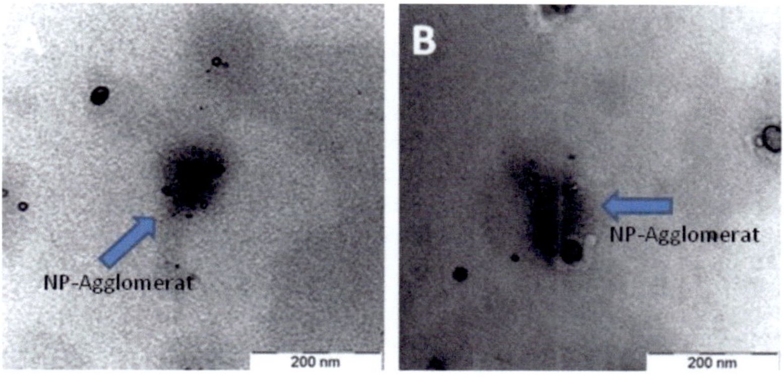

Abbildung 69: Darstellung der Liposomen aus PC Egg nach Inkorporierung des Doxorubicin-Transporters und von 2 nm SA-Au-NP mittels TEM, 50 kV.

Wie schon bei der Inkorporierung von lipophil beschichteten 2 nm SA-Au-NP ohne Doxorubicin-Transporter, zeigte sich auch nach Präparation des gesamten liposomalen Drug Delivery Systems bereits mit 50 kV TEM eine deutliche Anhäufung der NP in gering kontrastierten liposomalen Strukturen. NP-freie Liposomen konnten aufgrund von Kontrastarmut erneut nicht detektiert werden. Zur weiteren Verifizierung der Inkorporierung wurde schließlich CryoEM bei 200 kV (Abbildung 70) durchgeführt.

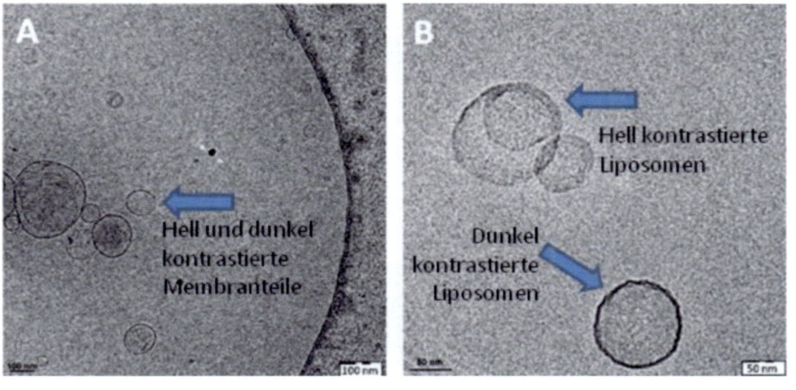

Abbildung 70: Darstellung der Liposomen aus PC Egg nach Inkorporierung des Doxorubicin-Transporters und von 2 nm SA-Au-NP mittels CryoEM, 200 kV.

CryoEM-Aufnahmen stellten die in die Membran inkorporierten SA-Au-NP bei diesen Aufnahmen insbesondere durch stark unterschiedlich kontrastierte Liposomen (**B**) und auch Liposomenteile (**A**) dar. Dunkel bis schwarze Membranteile bzw. Liposomen zeigten hohe NP-Dichten, hell kontrastierte Bereich hingegen Liposomen bzw. Membranteile niedriger NP-Gehalte oder auch NP-freie Liposomen. Aufgrund ihrer minimalen Größe war es nicht möglich einzelne NP darzustellen. Insgesamt konnte erneut eine nicht-homogene Verteilung der SA-Au-NP in den Liposomen festgestellt werden. Dennoch war insgesamt nach Betrachtung mittels TEM bei 50 kV und CryoEM ein erfolgreicher Einschluss der 2 nm SA-Au-NP und die erfolgreiche Präparation des liposomalen Drug Delivery Systems zu verzeichnen. Mizellare Strukturen, wie nach Präparation der Liposomen aus PC Egg und Doxorubicin-Transporter aber ohne NP, konnten bei dieser Präparation nicht erneut beobachtet werden. Vermutet wird ein, durch die hohe Hydrophobizität der NP, unterschiedliches Retentionsverhalten des Doxorubicin-Transporters im liposomalen System.

2.3.1.5 Konfokalmikroskopie

Im Gegensatz zu einem klassischen Lichtmikroskop beruht die Konfokalmikroskopie (Abbildung 71) darauf, das nicht aus der Fokalebene des Präparates stammende Streulicht auszublenden und dadurch eine wesentlich höhere Auflösung zu erzielen.

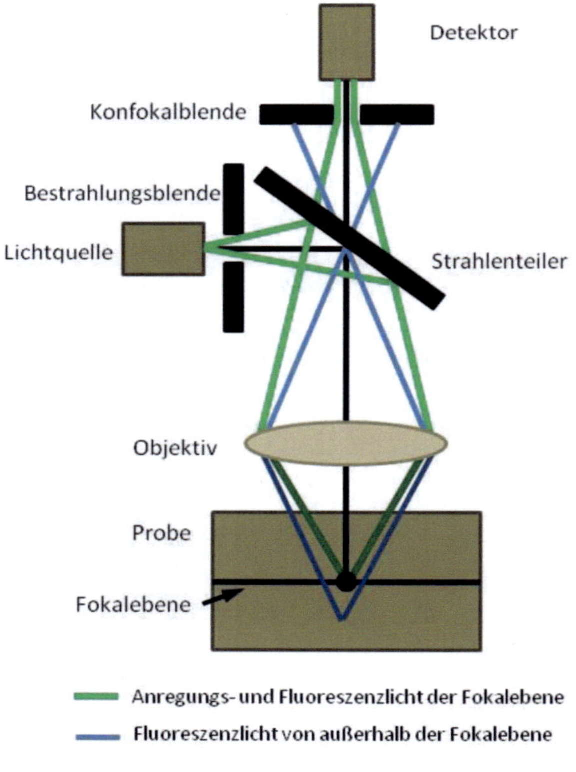

Abbildung 71: Schematische Darstellung der Konfokalmikroskopie; modifiziert nach Guthoff et al.[291, 292]

Durch die Einführung und konfokale Anordnung zweier Blenden in den Bestrahlungs- und Detektionsstrahlengang wird die Fokussierung auf einen Punkt in der Fokalebene des Präparates ermöglicht. Lediglich Streulicht aus dieser Brennebene wird im Detektor registriert und verstärkt. Um das gesamte Präparat darzustellen, wird dieses Punkt für Punkt abgerastert, gescannt. Durch Verschieben des Objektes in z-Richtung können auch einzelne Ebenen des Präparates nacheinander selektiv detektiert werden. Dies ermöglicht die dreidimensionale Darstellung von Objekten. Außerdem ermöglicht die Konfokalmikroskopie unterschiedlich gefärbte biologische Objekte zu untersuchen. In diesem Fall wird speziell die konfokale Fluoreszenzmikroskopie angewandt, bei der unterschiedlichste Arten von Fluoreszenzfärbungen zum Einsatz kommen. Dabei kann auch eine Verteilung oder ein Transport von Substanzen über bestimmte Zeiträume verfolgt werden.[291, 293, 294]

In diesem Abschnitt der Arbeit wurde der Nachweis der zellulären Aufnahme des Doxorubicin-Transporters und auch die säurelabile Freisetzung des Doxorubicins aus dem Doxorubicin-Transporterkonstrukt untersucht. Nach erfolgreicher Freisetzung sollte eine Fluoreszenzfärbung des Nukleus der Zellen zu beobachten sein, da Doxorubicin intranukleär aktiv ist. Freier Doxorubicin-Transporter, freies Doxorubicin, liposomaler Doxorubicin-Transporter, sowie das gesamte liposomale Drug Delivery System wurden in diesem Experiment in einer Konzentration von 1 µM, bezogen auf die jeweilige Doxorubicin-Komponente, miteinander verglichen. Die Fluoreszenz des Doxorubicins wurde dabei jeweils konfokalmikroskopisch, nach Inkubation von HeLa-Zellen über einen Zeitraum von 72 h, verfolgt. Als Kontrollen wurden zudem eine Probe, bestehend aus HeLa-Zellen ohne Inkubationslösung, und eine nach Inkubation mit PC Egg Liposomen untersucht (Abbildungen 95 und 96 siehe Anhang). Die Zellen dieser Proben blieben über den gesamten Zeitraum lebendig. Es waren keine Autofluoreszenzen und auch sonst keine Auffälligkeiten zu beobachten.

Abbildung 72 bis Abbildung 75 zeigen im Folgenden die konfokalmikroskopischen Aufnahmen der untersuchten Proben.

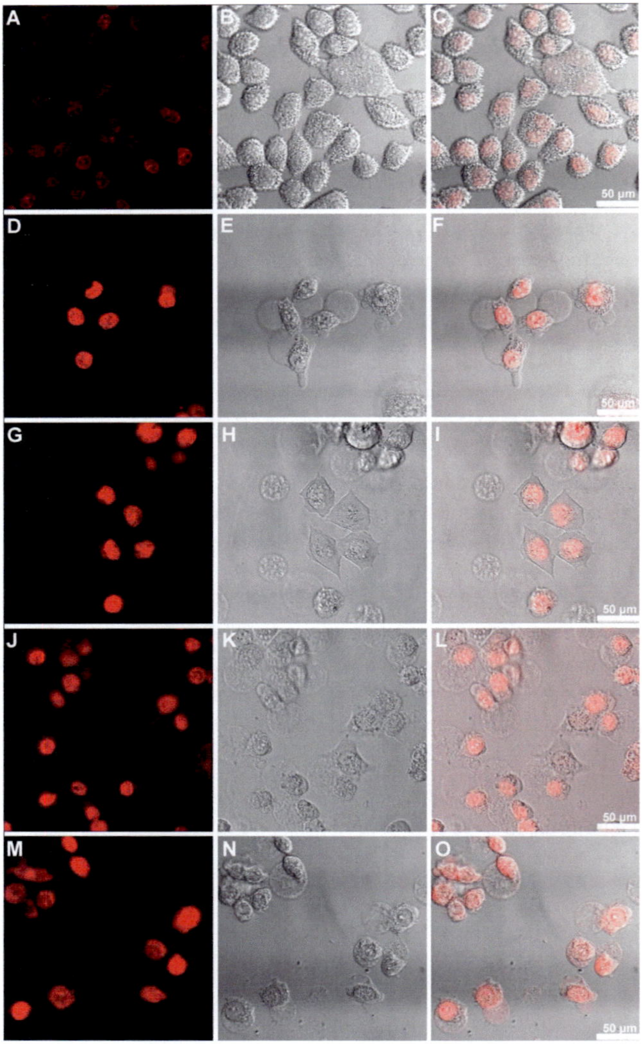

Abbildung 72: Konfokale Fluoreszenzmikroskopie von HeLa-Zellen nach Inkubation mit freiem Doxorubicin-Transporter (1 µM) nach **A** – **C** 1 h; **D** – **F** 4 h; **G** – **I** 8 h; **J** – **L** 24 h; **M** – **O** 72 h; Bereits nach 1 h (**A** – **C**) Inkubationsdauer zeigte die rote Fluoreszenz des Doxorubicins im Zellkern die erfolgreiche Spaltung des molekularen Doxorubicin-Transporters und anschließende Aufnahme des Wirkstoffs in den Zellkern. Der toxische Einfluss des Doxorubicins und die damit einhergehende Abrundung der Zellen konnte ebenfalls beobachtet werden.

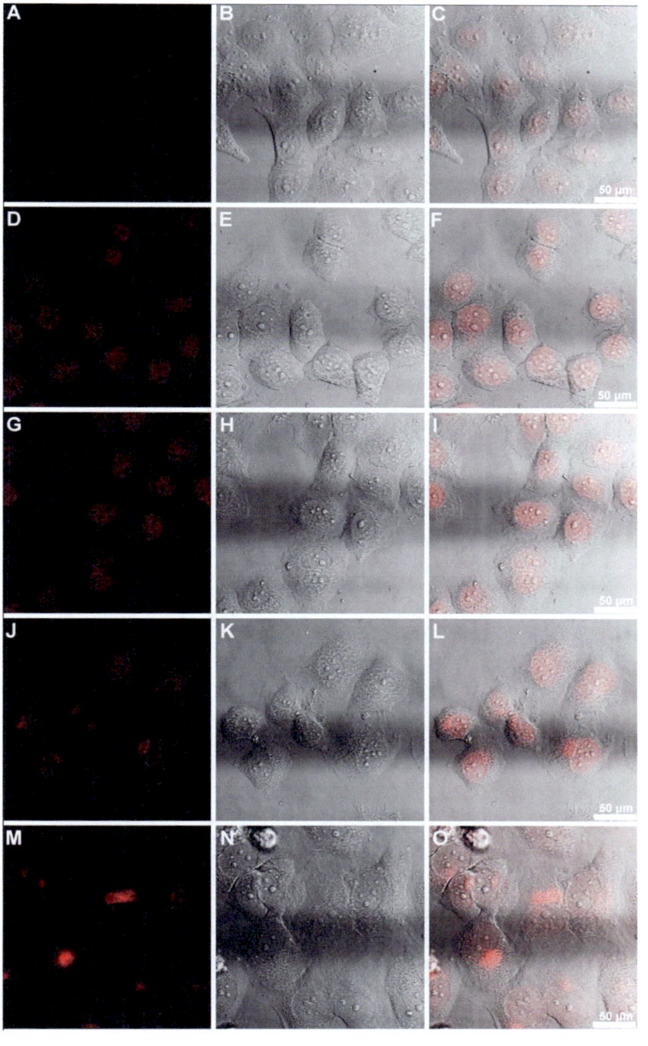

Abbildung 73: Konfokale Fluoreszenzmikroskopie von HeLa-Zellen nach Inkubation mit freiem Doxorubicin (1 µM) nach **A** – **C** 1 h; **D** – **F** 4 h; **G** – **I** 8 h; **J** – **L** 24 h; **M** – **O** 72 h; Die Aufnahme des freien Doxorubicins in den Zellkern war durch dessen rote Fluoreszenz bereits nach 1 h (**A** – **C**) Inkubationsdauer zu erkennen. Eine steigende Aufnahme des Doxorubicins konnte im Verlauf der Zeit durch erhöhte intrazelluläre rote Fluoreszenz beobachtet werden. Der Aufnahmeweg über Endozytose war nach erhöhter intrazellulärer Anreicherung nach 72 h (**M** – **O**) zu erkennen. Ein toxischer Einfluss und die beginnende Abrundung der Zellen waren erst nach 72 h (**M** – **O**) Inkubationsdauer festzustellen.

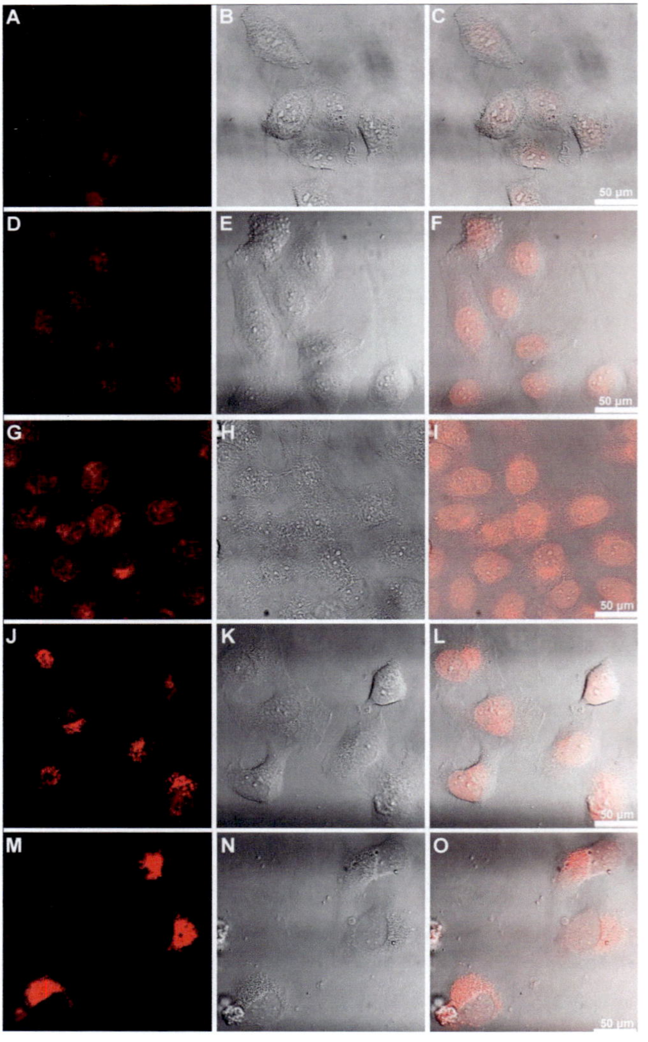

Abbildung 74: Konfokale Fluoreszenzmikroskopie von HeLa-Zellen nach Inkubation mit Liposomen aus PC Egg (0,13 mM, 0,1 mg/ml) nach Inkorporierung des Doxorubicin-Transporters (1 µM) nach **A** – **C** 1 h; **D** – **F** 4 h; **G** – **I** 8 h; **J** – **L** 24 h; **M** – **O** 72 h; Nach 1 h (**A** – **C**) Inkubationsdauer konnte zunächst nur eine schwache rote Fluoreszenz des Zellkerns detektiert werden. 4 h (**D** – **F**) Inkubationsdauer zeigten durch deutliche rote Fluoreszenz des Doxorubicins im Zellkern die erfolgreiche Spaltung des molekularen Doxorubicin-Transporters und anschließende Aufnahme des Doxorubicins in den Zellkern. Es war eine steigende Aufnahme des liposomal transportierten Doxorubicin-Transporters durch Erhöhung der intrazellulären roten Fluoreszenz im Verlauf der Zeit zu beobachten. Der Aufnahmeweg über Endozytose konnte nach erhöhter intrazellulärer Anreicherung ab einer Inkubationsdauer von 24 h (**J** – **L**) erkannt werden. Ein toxischer Einfluss und die beginnende Abrundung der Zellen waren erst nach 72 h (**M** – **O**) Inkubationsdauer festzustellen.

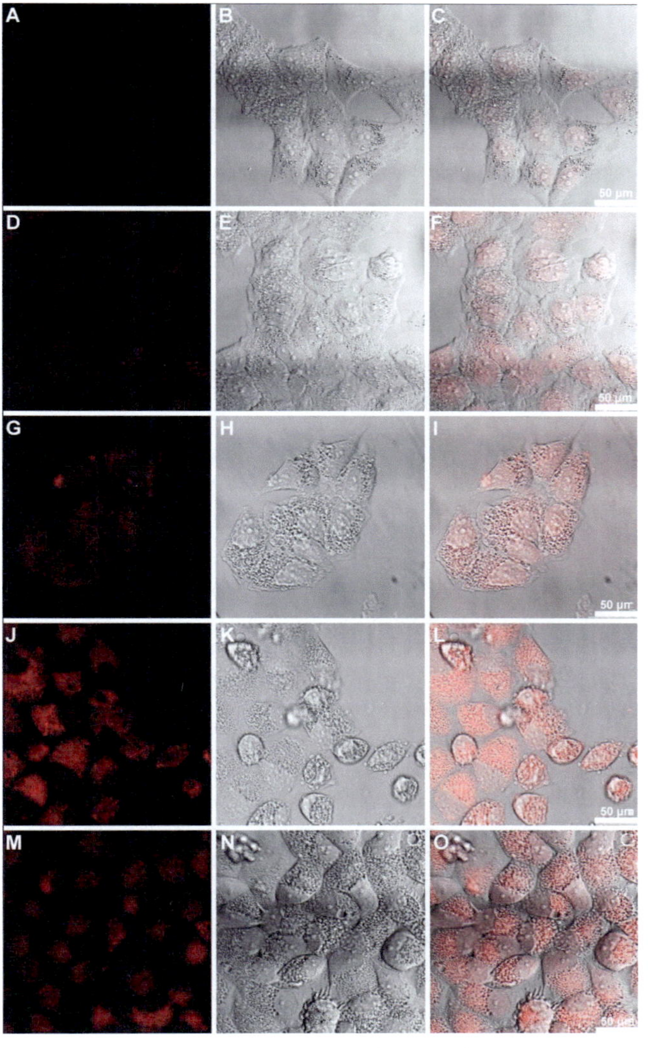

Abbildung 75: Konfokale Fluoreszenzmikroskopie von HeLa-Zellen nach Inkubation mit Liposomen aus PC Egg (0,13 mM, 0,1 mg/ml) nach Inkorporierung des Doxorubicin-Transporters (1 µM) und von 2 nm SA-Au-NP (8 nM) nach **A** – **C** 1 h; **D** – **F** 4 h; **G** – **I** 8 h; **J** – **L** 24 h; **M** – **O** 72 h; Nach 1 h (**A** – **C**) Inkubationsdauer konnte zunächst nur eine schwache rote Fluoreszenz des Zellkerns detektiert werden. 4 h (**D** – **F**) Inkubationsdauer zeigten durch deutliche rote Fluoreszenz des Doxorubicins im Zellkern die erfolgreiche Spaltung des molekularen Doxorubicin-Transporters und anschließende Aufnahme des Doxorubicins in den Zellkern. Es war eine steigende Aufnahme des liposomal transportierten Doxorubicin-Transporters durch Erhöhung der intrazellulären roten Fluoreszenz im Verlauf der Zeit zu beobachten. Der Aufnahmeweg über Endozytose konnte nach erhöhter intrazellulärer Anreicherung ab einer Inkubationsdauer von 24 h (**J** – **L**) erkannt werden. Ein toxischer Einfluss und die beginnende Abrundung der Zellen waren nach 24 h (**J** – **L**) Inkubationsdauer festzustellen.

Bereits 1 h nach Zugabe des freien Doxorubicin-Transporters (Abbildung 72) zu den HeLa-Zellen konnte eine stark rote Fluoreszenz im Zellkern und damit eine erfolgreiche Spaltung des Doxorubicin-Transporters beobachtet werden. Zudem ließen sich deutliche Veränderungen der Zellen wie Bläschenbildung und beginnende Abrundung feststellen. Dies zeigte einen starken Einfluss des freien Doxorubicin-Transporters bzw. des endosomal/lysosomal abgespaltenen Doxorubicins und damit einhergehende toxische Wirkung. Über den gesamten Inkubationszeitraum konnte ein deutliches Absterben der Zellen aufgrund der Wirkung des Doxorubicins festgestellt werden.

Auch für freies Doxorubicin (Abbildung 73) ließ sich bereits 1 h nach Inkubation rote Fluoreszenz im Zellkern beobachten. Diese war im Vergleich zum freien Doxorubicin-Transporter jedoch deutlich geringer. Über den beobachteten Inkubationszeitraum konnte eine steigende Aufnahme des Doxorubicins durch zunehmende intrazelluläre Fluoreszenz festgestellt werden. Zudem konnte nach erhöhter intrazellulärer Anreicherung extranukleäre Lokalisierung des Doxorubicins zusätzlich zur nukleären Lokalisierung detektiert werden. Dies deutet auf einen Aufnahmeweg des Doxorubicins über einen endozytotischen Mechanismus hin. Der für den Doxorubicin-Transporter bereits nach 1 h Inkubationsdauer beginnende toxische Einfluss konnte für das freie Doxorubicin erst nach ca. 72 h beobachtet werden.

Konfokalmikroskopische Untersuchung der Aufnahme des liposomalen Doxorubicin-Transporters (Abbildung 74) zeigte nach 1 h leichte und deutlich schwächere rote Fluoreszenz des Zellkerns im Vergleich zum freien Doxorubicin-Transporter, aber vergleichbar mit freiem Doxorubicin. Die erfolgreiche Spaltung des Doxorubicin-Transporters konnte somit festgestellt werden. Nach 4 h und 8 h Inkubationsdauer ließ sich eine deutliche Verstärkung der nukleären Fluoreszenz beobachten, die sich nach 24 h auch zusätzlich auf extranukleäre, vermutlich endosomal/lysosomale Kompartimente, wie auch schon für freies Doxorubicin beobachtet, erstreckte. Dies deutet somit auch für das liposomale Doxorubicin-Transporterkonstrukt auf einen Aufnahmeweg über einen endozytotischen Mechanismus hin. Ein toxischer Einfluss des abgespaltenen Doxorubicins aus dem Doxorubicin-Transporter konnte in den Aufnahmen 72 h nach Inkubation, durch Abrundung und Ablösung der Zellen beobachtet werden.

Die Untersuchung der zellulären Aufnahme des gesamten liposomalen Drug Delivery Systems (Abbildung 75), also nach Inkorporierung sowohl des Doxorubicin-Transporters, als auch der 2 nm SA-Au-NP in das liposomale System zeigte, wie auch schon für die anderen untersuchten Proben, nach 1 h ein schwache rote Fluoreszenz im Nukleus der Zellen. Diese war vergleichbar mit der Fluoreszenz des liposomalen Doxorubicin-Transporters und dem freien Doxorubicin, jedoch deutlich schwächer verglichen mit dem freien Doxorubicin-Transporter. Eine quantitative Spaltung des Doxorubicin-Transporters konnte somit auch für das liposomale Drug Delivery System sichergestellt werden. Über den gesamten Inkubationszeitraum konnte eine deutliche Zunahme der Fluoreszenz innerhalb der Zelle und damit eine verstärkte Aufnahme des Systems beobachtet werden. Erneut konnte zusätzlich eine Fluoreszenz in extranukleären, vermutlich endosomal/lysosomalen Kompartimenten, festgestellt werden. Eine beginnende Abrundung der Zellen, sowie Bläschenbildung und der damit beginnende toxische Einfluss des freigesetzten Doxorubicins, konnte in den Aufnahmen nach 24 h Inkubationsdauer beobachtet werden.

Die hier beobachtete Doxorubicin-Akkumulation im Nukleus der Zellen ist bereits bekannt.[295, 296] Beyer et al.[295] beschrieben außerdem die mit der Zeit zunehmende extranukleäre Verteilung, wie sie auch hier beobachtet wurde. Sie detektierten die Anreicherung des Doxorubicins dabei vermehrt in Mitochondrien und dem Golgi-Apparat, nicht jedoch in lysosomalen Systemen.

Unterschiedlichste Arten säurelabiler Prodrugs von Doxorubicin wurden bereits synthetisiert. Für einen Übersichtsartikel siehe Rollas & Küçükgüzel.[297] Auch die säurelabile Kupplung von Doxorubicin über Hydrazonbindung an einen Maleimidlinker und erfolgreiche intrazelluläre Akkumulation sowie Wirkung, wurde bereits mehrfach untersucht. Insbesondere wurde dabei der Fokus auf die zusätzliche Kupplung an Transferrin und Albumin zum Erreichen eines spezifischen Transports in Tumorgewebe gelegt.[295, 298-300] Ziel war jeweils die säurelabile Freisetzung des Wirkstoffs im Tumorgewebe bzw. sauren Zellkompartimenten durch Hydrazonspaltung. Diese Konjugate zeigten bisher deutliche Akkumulation in Tumoren, allerdings noch verminderte Toxizitäten im Vergleich zu freiem Doxorubicin. Kratz et al.[299] konnten jedoch zusätzlich eine Erhöhung der maximal tolerierten Dosis bestimmen, was es ermöglicht, die Konzentration der Derivate im Vergleich zu Doxorubicin zu erhöhen, um so eine Erhöhung der Antitumorwirkung zu erzielen. Rodrigues et al.[301] untersuchten die Wirkung von Doxorubicin, welches ebenfalls über einen säurelabilen Maleimidlinker an Polyethylenglycol gebunden wurde. Erfolgreiche Abspaltung und Wirkung des freigesetzten Doxorubicins konnte gezeigt werden. Gleichartig zum hier eingesetzten Doxorubicin-Transporter untersuchte eine Studie von Chhikara et al.[302] die zelluläre Aufnahme und antiproliferative Wirkung von unterschiedlichen Doxorubicin-Succinat-Derivaten mit variierenden Alkylkettenlängen ($n = 10 - 16$). Dabei wurden leukämische, sowie Colon-, Brust- und Ovarialkarzinomzellen untersucht. Im Vergleich zu Doxorubicin zeigten sich erhöhte Lipophilie der Derivate und vergleichbare antiproliferative Wirkungen. Vorteilhaft zeigte sich eine schnelle und auch erhöhte Aufnahme in die Zellsysteme, sowie eine verlängerte Retention verglichen mit Doxorubicin. Erfolgreich konnte auch für diese Derivate die intrazelluläre Hydrolyse und Freisetzung des Doxorubicins und dessen Anreicherung im Nukleus detektiert werden. Diese Beobachtungen verdeutlichen nochmals die hier stattgefundene Spaltung des säurelabilen Doxorubicin-Transporters.

Zur Erhöhung der maximal tolerierten Dosis von Wirkstoffen und Senkung von Nebenwirkungen wird schon seit längerem der Einschluss und Transport von Wirkstoffen, insbesondere auch von Doxorubicin, über liposomale Systeme untersucht.[295, 303, 304] Die Formulierung CAELYX, polyethylenglycolstabilisierte Liposomen mit Doxorubicin-Einschluss, findet auch bereits klinische Anwendung.[305] Die Endozytose wird für die Aufnahme der liposomalen Systeme als Hauptmechanismus postuliert.[206, 304, 306] Die daraus resultierende endosomal/lysosomale Lokalisierung, auch der hier eingesetzten und getesteten Liposomen, lässt sowohl die erfolgreiche säurelabile Spaltung des Doxorubicin-Transporters und anschließende beobachtete Fluoreszenz im Nukleus, als auch die nach längerer Inkubationszeit auftretende Fluoreszenz in endosomal/lysosomalen Systemen der Zelle, erklären. Eine bereits erwähnte Studie von Dewa et al.[251] testete die säurelabile Freisetzung von DNA, nach Bindung an ein lipidiertes Spermidin-Derivat. Dieses wurde in die Membran liposomaler Systeme inkorporiert. Nach liposomalem Transport und intrazellulärer Aufnahme konnte eine erfolgreiche Spaltung des säurelabilen Konstruktes unter sauren Bedingungen im lysosomalen Zellkompartiment verzeichnet werden.

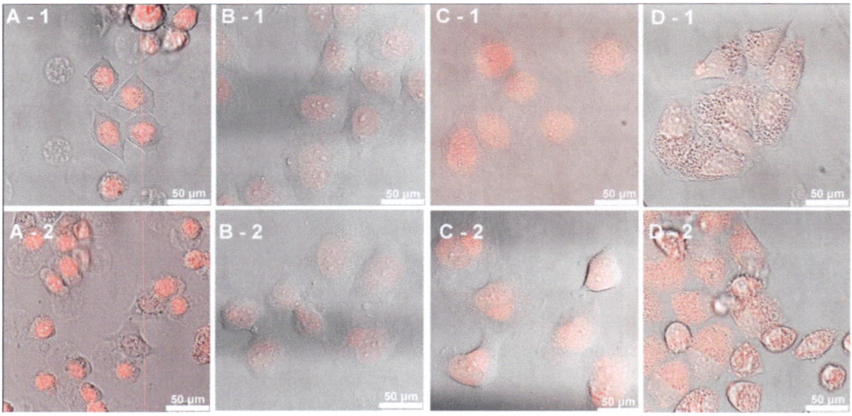

Abbildung 76: Vergleich der konfokalen Fluoreszenzmikroskopie von HeLa-Zellen nach Inkubation mit **A** Doxorubicin-Transporter (1 µM), **B** Doxorubicin (1 µM), **C** Liposomen aus PC Egg (0,13 mM, 0,1 mg/ml) nach Inkorporierung des Doxorubicin-Transporters (1 µM), **D** des liposomalen Drug Delivery Systems, also Liposomen aus PC Egg (0,13 mM, 0,1 mg/ml) nach Inkorporierung des Doxorubicin-Transporters (1 µM) und von 2 nm SA-Au-NP (8 nM) **A – 1 – D – 1** 8 h, **A – 2 – D – 2** 24 h; Die rote Fluoreszenz im Zellkern zeigte die erfolgreiche Spaltung des molekularen Doxorubicin-Transporters, anschließende Aufnahme des Wirkstoffs in den Zellkern (**A**, **C**, **D**) und Anreicherung freien Doxorubicins (**B**) im Zellkern. **A – 1** und **A – 2** zeigen den stark toxischen Einfluss des Doxorubicin-Transporters und die damit einhergehende Abrundung der Zellen. **B – 2**, **C - 2** und **D – 2** zeigen die steigende Aufnahme des Doxorubicins sowie des liposomal transportierten Doxorubicin-Transporters durch steigende intrazelluläre rote Fluoreszenz im Verlauf der Zeit. Der Aufnahmeweg über Endozytose kann nach dieser erhöhten intrazellulären Anreicherung erkannt werden.

Abbildung 76 zeigt den Vergleich der Zellaufnahme und Anreicherung der getesteten Präparationen und Substanzen nach 8 h (**1**) und nach 24 h Inkubationsdauer (**2**). Abbildung 76 **A** zeigt dabei die Aufnahme des freien Doxorubicin-Transporters, Abbildung 76 **B** die des freien Doxorubicins, Abbildung 76 **C** zeigt die Aufnahme des liposomalen Doxorubicin-Transporters und Abbildung 76 **D** die des liposomalen Drug Delivery Systems nach Inkorporierung von Doxorubicin-Transporter und 2 nm SA-Au-NP. Die Doxorubicin-Aufnahme in den Kern konnte in allen getesteten Ansätzen und Präparationen beobachtet werden. Zunehmende Akkumulation des Doxorubicins konnte über den gesamten Zeitraum sowohl im Nukleus, als auch extranukleär detektiert werden.

Zusammenfassend konnte damit eine erfolgreiche Spaltung des Doxorubicin-Transporters und die Anreicherung des Doxorubicins im Nukleus sowie eine endozytotische Aufnahme in die Zelle beobachtet werden. Als Hypothese kann demnach die endozytotische Aufnahme des liposomalen Drug Delivery Systems und der Einschluss in sogenannte endozytotische Vesikel (auch early endosomes; pH 6 – 6,6) formuliert werden. Folglich kann eine Verschmelzung mit den Endosomen (auch late endosomes; pH 5 – 6) und schließlich mit den Lysosomen (pH 4 – 5) stattfinden. Da die Halbwertszeiten dieser Kompartimente im Minutenbereich liegen (early endosomes 2 – 5 min, late endosomes 10 – 15 min, Lysosomen 35 min), kann damit ein schneller pH-Abfall und schneller Abbau liposomaler Systeme sowie Freisetzung aus dem säurelabilen Doxorubicin-Transporterkonstrukt stattfinden.[307-310] Für Übersichtsartikel über endozytotische Aufnahme im Allgemeinen siehe Bestermann und Canton & Battaglia.[311, 312]

2.3.2 Toxizität der Liposomen

Zur Bestimmung der Toxizität der getesteten Systeme wurden sowohl ein MTT-, als auch ein Colony Forming Assay durchgeführt. Weiterhin wurde ein Versuch mittels Konfokalmikroskopie nach DRAQ5™- und Propidiumiodid-Staining des Gesamtkonstruktes durchgeführt. Letzter ist im Anhang (Abbildung 97 bis Abbildung 100) gezeigt.

2.3.2.1 MTT-Test (Kurzzeit-Toxizität)

Eine häufig genutzte Methode zur Bestimmung der Zytotoxizität ist der MTT-Test. Bei diesem Test wird die Stoffwechselaktivität kultivierter Zellen bestimmt. Er beruht auf der irreversiblen Reduktion des gelben Tetrazoliumsalzes 3-(4,5-Dimethylthiazol-2-yl)-2,5-diphenyltetrazoliumbromid (MTT) zum dunkelblauen Formazan innerhalb lebendiger Zellen (Abbildung 77).

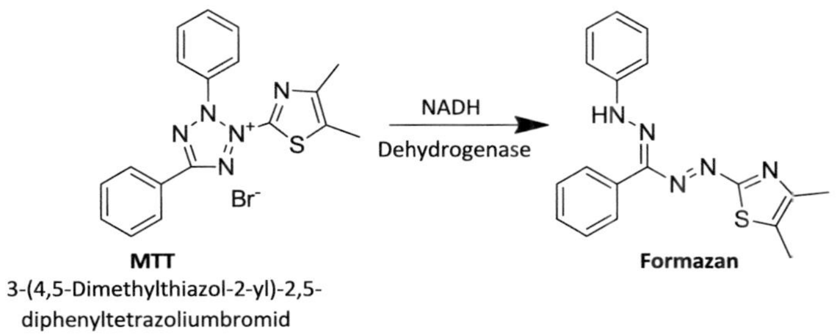

Abbildung 77: Reduktion des MTT-Reagenzes 3-(4,5-Dimethylthiazol-2-yl)-2,5-diphenyltetrazoliumbromid zu Formazan durch NADH/Dehydrogenase.

Nach Lyse der Zellen wird eine photometrische Bestimmung bei einer Wellenlänge von 595 nm durchgeführt. Hierbei ist die optische Dichte der Probe dem Anteil der lebenden stoffwechselaktiven Zellen direkt proportional.[313]

Dieser Abschnitt fasst die bestimmten Toxizitäten der unterschiedlichen Präparationen sowie Substanzen zusammen. Zunächst wurden zur Bestimmung der Toxizität von Liposomen aus PC Egg unterschiedliche Konzentrationen (0,13 – 0,52 mM) der Lösungen an HeLa-Zellen getestet. Die jeweiligen Zellviabilitäten sind in Abbildung 78 dargestellt.

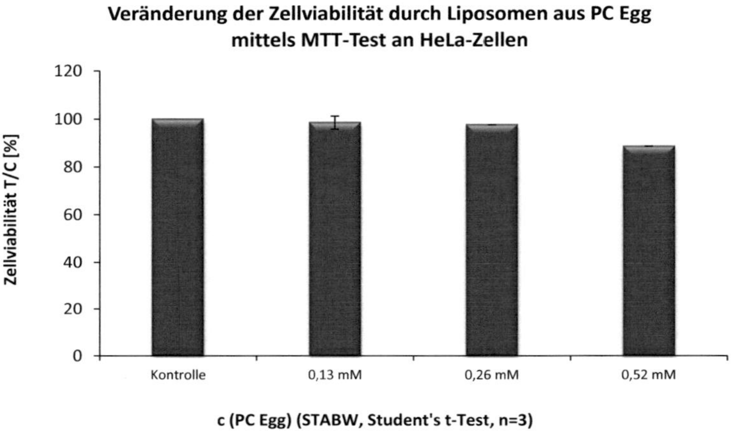

Abbildung 78: Bestimmung der Veränderung der Zellviabilität durch Liposomen aus PC Egg in unterschiedlichen Konzentrationen (0,13 – 0,52 mM) mittels MTT-Test an HeLa-Zellen.

Der MTT-Test von Liposomen aus PC Egg zeigte insgesamt nur einen minimalen Einfluss auf die Zellviabilität. Zudem konnte eine geringe Konzentrationsabhängigkeit festgestellt werden. So war eine maximale Reduktion der Zellviabilität bei einer Konzentration von 0,52 mM auf ca. 90% bestimmt. Es zeigte sich somit keine toxische Wirkung der Liposomen. Der IC_{50}-Wert konnte hier nicht bestimmt werden, da selbst die maximale Konzentration an eingesetztem PC Egg nicht zu einer Proliferationshemmung von 50% der Zellen führte. Eine Studie von Mayhew et al. [314] bestätigt die hier ermittelte nicht toxische Wirkung der PC Egg Liposomen. Selbst in einem Konzentrationsbereich von 3000 – 4000 µM konnten keine toxischen Wirkungen auf die Zellen bestimmt werden.

Im Folgenden wurde der Einfluss des freien und liposomalen molekularen Doxorubicin-Transporters (je 0,25 – 1 µM) auf die Zellviabilität von HeLa- sowie HUVEC-Zellen im Vergleich zu Liposomen aus PC Egg (0,13 mM, 1 mg/ml) und zu Doxorubicin (0,25 – 1 µM) untersucht. Gleichzeitig wurde dieser Test dazu genutzt den erfolgreichen Einbau des Doxorubicin-Transporters in das liposomale System zu bestätigen. Die jeweiligen Zellviabilitäten sind in Abbildung 79 (HeLa-Zellen) und Abbildung 80 (HUVEC-Zellen) dargestellt.

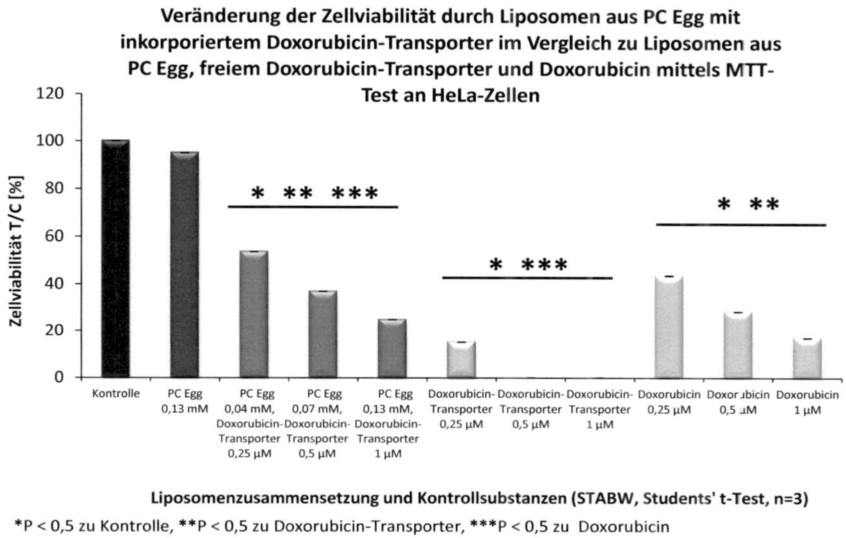

Abbildung 79: Bestimmung der Veränderung der Zellviabilität von Liposomen aus PC Egg nach Inkorporierung des Doxorubicin-Transporters im Vergleich zu freiem Doxorubicin-Transporter und Doxorubicin in steigenden Konzentrationen mittels MTT-Test an HeLa-Zellen.

Der Einfluss des liposomalen Doxorubicin-Transporters zeigte signifikante Senkung der Zellviabilität der HeLa-Zellen im Vergleich zur Kontrolle bereits für die niedrigste getestete Konzentration von 0,25 µM, bezogen auf den Doxorubicin-Transporter. Für den liposomalen Doxorubicin-Transporter konnte ein IC_{50}-Wert < 0,25 µM bestimmt werden. Auch freier Doxorubicin-Transporter (IC_{50}: << 0,25 µM) sowie freies Doxorubicin (IC_{50}: < 0,25 µM) zeigten diese signifikante Absenkung der Zellviabilität für die niedrigste eingesetzte Konzentration von 0,25 µM. Besonders auffallend konnte zudem eine signifikant höhere Toxizität des freien Doxorubicin-Transporters zu freiem Doxorubicin festgestellt werden. Die signifikant unterschiedlichen Toxizitäten des freien Doxorubicin-Transporters und des liposomalen Doxorubicin-Transporters zeigen eine Art Schutzwirkung vor der toxischen Wirkung des Doxorubicin-Transporters durch liposomalen Einschluss. Diese Schutzwirkung kann vorteilhaft für eine spätere *in vivo* Applikation sein. Dennoch ist jedoch Effektivität des Systems gegeben. Diese Resultate über die starke Toxizität, insbesondere des freien Doxorubicin-Transporters, ließen sich bereits nach konfokalmikroskopischer Untersuchung vermuten (2.3.1.5).

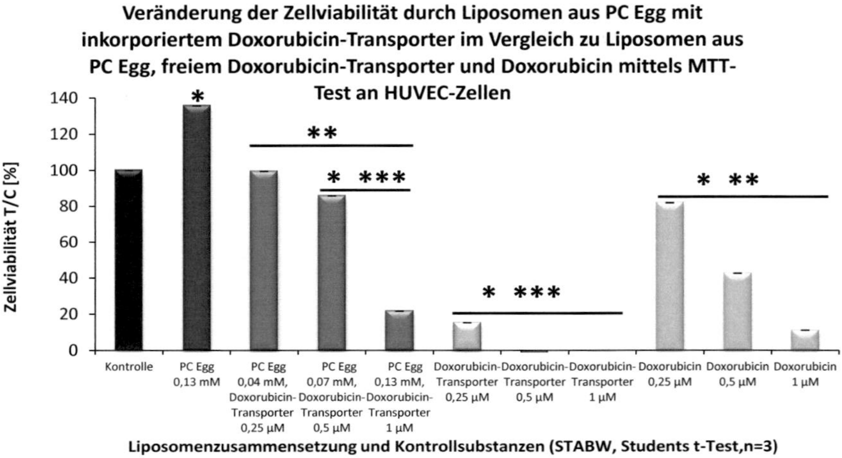

*P < 0,5 zu Kontrolle, **P < 0,5 zu Doxorubicin-Transporter, ***P < 0,5 zu Doxorubicin

Abbildung 80: Bestimmung der Veränderung der Zellviabilität von Liposomen aus PC Egg nach Inkorporierung des Doxorubicin-Transporters im Vergleich zu freiem Doxorubicin-Transporter und Doxorubicin in steigenden Konzentrationen mittels MTT-Test an HUVEC-Zellen.

Der Einfluss des liposomalen Doxorubicin-Transporters auf HUVEC-Zellen zeigte vergleichbare Resultate wie schon für die HeLa-Zellen. Erneut konnte eine signifikante Senkung der Zellviabilität im Vergleich zur Kontrolle festgestellt werden, allerdings erst nach Inkubation mit einer Konzentration 0,5 µM, bezogen auf den Doxorubicin-Transporter. Für den liposomalen Doxorubicin-Transporter konnte ein IC_{50}-Wert zwischen 0,5 µM und 1 µM bestimmt werden. Freier Doxorubicin-Transporter (IC_{50}: << 0,25 µM) sowie freies Doxorubicin (IC_{50}: zwischen 0,25 µM und 0,5 µM) zeigten erneut eine signifikante Absenkung der Zellviabilität bereits für die niedrigste eingesetzte Konzentration von 0,25 µM. Wiederholt konnte eine signifikant höhere Toxizität des freien Doxorubicin-Transporters im Vergleich zu freiem Doxorubicin festgestellt werden. Die signifikant unterschiedlichen Toxizitäten des freien Doxorubicin-Transporters und des liposomalen Doxorubicin-Transporters waren für die HUVEC-Zellen noch deutlicher zu erkennen. Dies hebt nochmals die Schutzwirkung vor der Toxizität des Doxorubicin-Transporters durch liposomalen Einschluss, bei trotzdem effektiver Wirkung des Systems, hervor.

Die Senkung toxischer Einflüsse über liposomale Inkorporierung ist schon seit längerer Zeit bekannt und wird, wie auch bereits beschrieben, schon vielfach genutzt.[303, 304, 315-319]
Die Bestimmung der Toxizität der Liposomen nach (versuchter) Inkorporierung der unterschiedlichen NP wurde für Au-NP Konzentrationen von 1 nM bis 8 nM getestet. Sie diente einerseits der Bestimmung der allgemeinen Toxizität des jeweiligen Systems, andererseits auch zum Vergleich und Nachweis des Einbaus der NP. Außerdem wurden verschiedene Zelllinien getestet. Abbildung 81 zeigt die Ergebnisse des MTT-Tests an HeLa-Zellen, Abbildung 82 die Ergebnisse nach MTT-Test an HUVEC-Zellen.

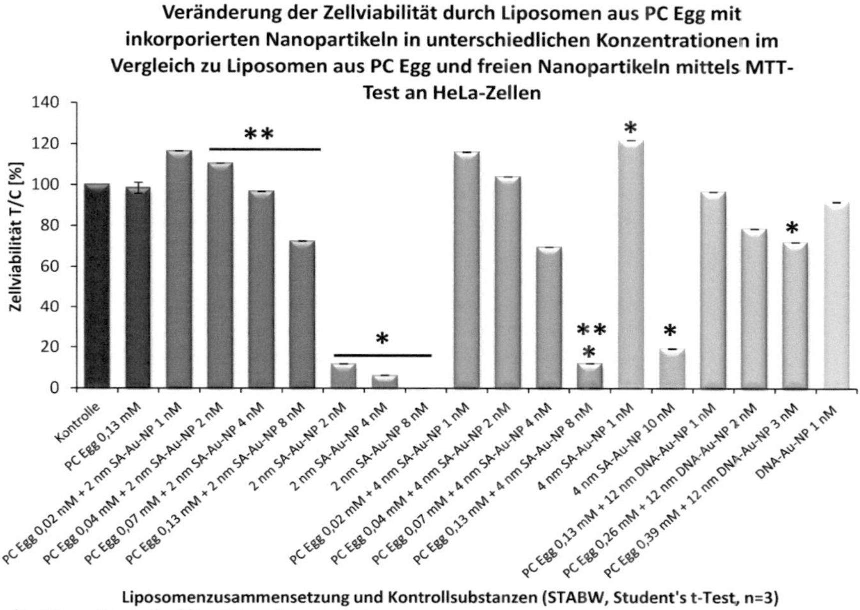

*P < 0,5 zu Kontrolle, **P < 0,5 zu Nanopartikeln

Abbildung 81: Bestimmung der Veränderung der Zellviabilität von Liposomen aus PC Egg nach Inkorporierung von NP unterschiedlicher Größen und mit unterschiedlichen Beschichtungen in verschiedenen Konzentrationen (1 – 8 nM) im Vergleich zu freien NP mittels MTT-Test an HeLa-Zellen.

Im Vergleich mit der Kontrolle sowie PC Egg Liposomen konnte sowohl für die inkorporierten 2 nm als auch 4 nm SA-Au-NP im niedrigen Konzentrationsbereich (1 nM, 2 nM) eine erhöhte Zellviabilität im Vergleich zu PC Egg Liposomen beobachtet werden. Mit der Erhöhung der Konzentrationen konnte schließlich ein Absinken der Zellviabilität bestimmt werden. Für die höchsten Gehalte der 4 nm SA-Au-NP im liposomalen System (8 nM) konnte schließlich auch eine signifikante Reduktion der Zellviabilität detektiert werden.

Ein IC_{50}-Wert für PC Egg Liposomen nach Inkorporierung der 2 nm SA-Au-NP konnte hier nicht bestimmt werden, da selbst die maximal eingesetzte Konzentration nicht zu einer Proliferationshemmung von 50% der Zellen führte. Für die Liposomen aus PC Egg und 4 nm SA-Au-NP lag der IC_{50}-Wert zwischen 4 nM und 8 nM. Freie 2 nm SA-Au-NP zeigten schon im niedrigen Konzentrationsbereich signifikante Senkung der Zellviabilität (IC_{50}: < 2nM), für die 4 nm SA-Au-NP konnte dies bei einer Konzentration von 10 nM NP (IC_{50}: < 8 nM) ebenfalls bestimmt werden. Ein Vergleich der liposomalen mit den freien 2 nm SA-Au-NP zeigte eine deutliche Senkung der Toxizität und damit eine Schutzwirkung durch liposomale Inkorporierung. Dies konnte bei den 4 nm SA-Au-NP nicht erreicht werden.

Auch nach versuchtem Einschluss der hydrophilen DNA-Au-NP wurde deren toxischer Einfluss auf HeLa-Zellen untersucht. Dabei konnte ebenso eine konzentrationsabhängige, für die höchste Konzentration von 3 nM auch signifikante, Senkung der Zellviabilität festgestellt werden. Ein IC_{50}-Wert konnte jedoch nicht bestimmt werden, da selbst die maximal eingesetzte Konzentration nicht zu einer Proliferationshemmung von 50% der Zellen führte. Diese Absenkung scheint durch den bereits bestätigten nicht erfolgreichen Einschluss der NP in das liposomale System lediglich durch die freien DNA-Au-NP hervorgerufen zu werden. Dies zeigt sich durch die vergleichbaren Viabilitätswerte im gleichen Konzentrationsbereich. Ein IC_{50}-Wert konnte jedoch auch für die freien DNA-Au-NP nicht bestimmt werden.

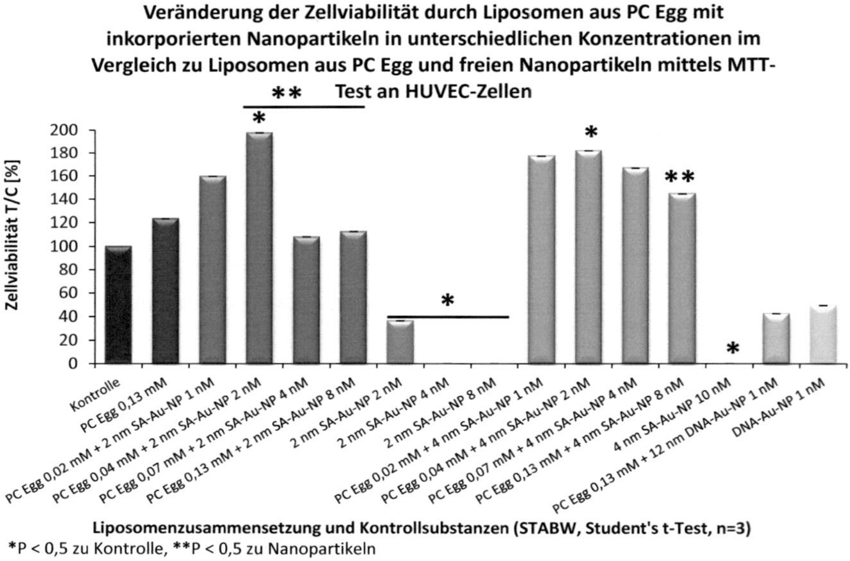

Abbildung 82: Bestimmung der Veränderung der Zellviabilität von Liposomen aus PC Egg nach Inkorporierung von NP unterschiedlicher Größen und mit unterschiedlichen Beschichtungen in verschiedenen Konzentrationen (1 – 8 nM) im Vergleich zu freien NP mittels MTT-Test an HUVEC-Zellen.

Der MTT-Test der liposomalen 2 nm und 4 nm SA-Au-NP an HUVEC-Zellen zeigte, wie schon für die HeLa-Zellen im niedrigen Konzentrationsbereich (1 nM, 2 nM), eine erhöhte Zellviabilität im Vergleich zu PC Egg Liposomen. Auch eine Erhöhung der Konzentrationen an NP zeigte keine toxische Wirkung auf die Zellen. IC_{50}-Werte konnten für PC Egg Liposomen sowohl nach der Inkorporierung der 2 nm SA-Au-NP, als auch der 4 nm SA-Au-NP nicht bestimmt werden. Eine signifikante Reduktion der Zellviabilität im Vergleich zur Kontrolle konnte hingegen nach Inkubation mit freien 2 nm (IC_{50}: < 2 nM) und 4 nm SA-Au-NP (IC_{50}: < 10 nM) bestimmt werden. Somit konnte die deutliche Minderung des toxischen Einflusses der SA-Au-NP durch liposomalen Einschluss erreicht werden. Auch die liposomalen

DNA-Au-NP (IC_{50}: < 1nM) sowie die freien DNA-Au-NP (IC_{50}: < 1 nM) zeigten eine deutliche, jedoch nicht signifikante, Absenkung der Zellviabilität.

Im Weiteren wurde schließlich die Kurzzeit-Toxizität des liposomalen Drug Delivery Systems für 2 nm SA-Au-NP in Konzentrationen von 2 nM bis 8 nM bestimmt, um diese mit den Resultaten der Ausgangssysteme zu vergleichen. Die Ergebnisse dieses Tests an HeLa-Zellen sind in Abbildung 83, die Ergebnisse des MTT-Tests an HUVEC-Zellen sind in Abbildung 84 dargestellt.

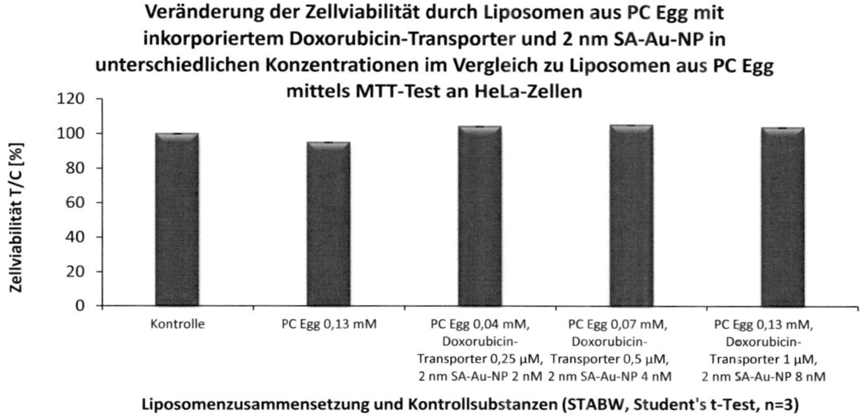

Abbildung 83: Bestimmung der Veränderung der Zellviabilität des liposomalen Drug Delivery Systems, also von Liposomen aus PC Egg nach Inkorporierung des Doxorubicin-Transporters und von 2 nm SA-Au-NP in verschiedenen Konzentrationen (2 – 8 nM) im Vergleich zu Liposomen aus PC Egg mittels MTT-Test an HeLa-Zellen.

Nach Inkorporierung sowohl des Doxorubicin-Transporters, als auch von 2 nm SA-Au-NP in unterschiedlichen Konzentrationen zur Etablierung des liposomalen Drug Delivery Systems konnte mittels MTT-Test an HeLa-Zellen keine Minderung der Zellviabilität, auch nicht nach Erhöhung der Konzentrationen festgestellt werden. Daher konnten auch keine IC_{50}-Werte bestimmt werden. So zeigt die gemeinsame Inkorporierung von NP und Doxorubicin-Transporter in das liposomale System eine zusätzliche Schutzwirkung vor der Toxizität im Kurzzeit-Versuch. Die Minderung der Toxizität im Vergleich zu liposomalem Doxorubicin-Transporter lässt eine veränderte Retention des Doxorubicin-Transporters durch die starke Hydrophobizität der 2 nm SA-Au-NP und damit hohe Affinität des Doxorubicin-Transporters zu diesen vermuten. Dies wurde bereits, nach den nicht mehr auftretenden kleinen Vesikeln bzw. Mizellen im liposomalen Drug Delivery System (Abbildung 68 bis Abbildung 70), die im liposomalen Doxorubicin-Transporter-System (Abbildung 35 und Abbildung 36) wiederholt festgestellt werden konnten, angenommen.

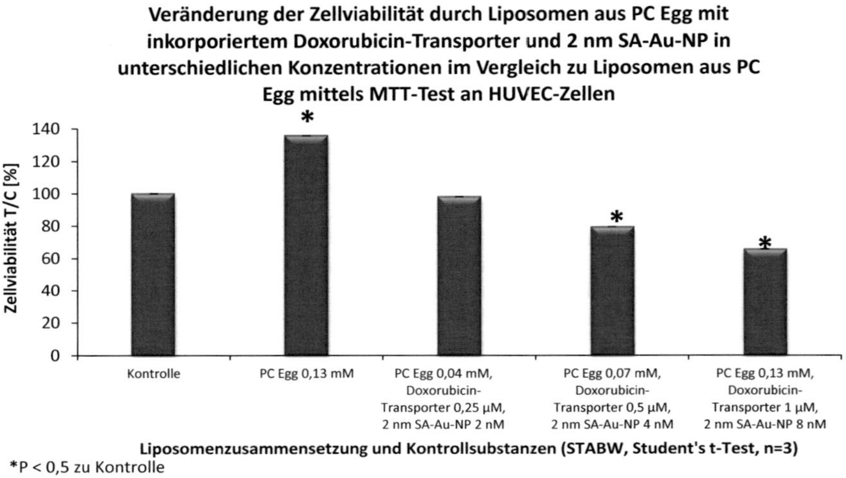

Abbildung 84: Bestimmung der Veränderung der Zellviabilität des liposomalen Drug Delivery Systems, also von Liposomen aus PC Egg nach Inkorporierung des Doxorubicin-Transporters und von 2 nm SA-Au-NP in verschiedenen Konzentrationen (2 – 8 nM) im Vergleich zu Liposomen aus PC Egg mittels MTT-Test an HUVEC-Zellen.

Der MTT-Test des liposomalen Drug Delivery Systems an HUVEC-Zellen zeigte im Vergleich zur Kontrolle signifikante Minderung der Zellviabilität im Konzentrationsbereich von 4 nM und 8 nM der 2 nm SA-Au-NP. Dennoch war keine hoch toxische Wirkung, sondern Absenkung auf lediglich maximal ca. 75% Proliferationsfähigkeit der Zellen zu bestimmen, weshalb erneut keine IC_{50}-Werte bestimmt werden konnten. So zeigte die gemeinsame Inkorporierung von NP und Doxorubicin-Transporter in das liposomale System auch an HUVEC-Zellen eine Schutzwirkung vor Toxizität im Kurzzeit-Versuch.

2.3.2.2 Colony Forming Assay (Langzeit-Toxizität)

Auch der Colony Forming Assay (CFA) stellt ein Maß für die Sensibilität von Zellen gegenüber toxischen Einflüssen dar. Er dient der Bestimmung der Proliferationsfähigkeit von Zellen und wird im Gegensatz zum MTT-Test über einen längeren Zeitraum (hier 2 Wochen) durchgeführt. Er dient daher der Bestimmung der Langzeit-Toxizität der Proben.

Da lebensfähige Zellen unter den optimalen Bedingungen nach einer gewissen Zeit Kolonien bilden, äußert sich folglich ein Verlust der Lebensfähigkeit in einer verminderten Koloniebildung. Zur Bestimmung der Lebensfähigkeit wird die sogenannte Plating Efficiency (PE) (Überlebensrate) sowie die Surviving Fraction (SF) (relative Überlebensrate) der Zellen bestimmt. Diese werden wie folgt berechnet:[320, 321]

$$\text{Plating Efficiency} = \frac{\text{Anzahl Zellklone nach Behandlung und Inkubationsdauer}}{\text{Anzahl der ausgestreuten Zellen}}$$

$$\text{Surviving Fraction} = \frac{\text{Plating Efficiency nach Behandlung}}{\text{Plating Efficiency ohne Behandlung}}$$

Die Bestimmung der Langzeit-Toxizität wurde lediglich für die PC Egg Liposomen nach Inkorporierung der 2 nm SA-Au-NP und das liposomale Drug Delivery System aus PC Egg, Doxorubicin-Transporter und 2 nm SA-Au-NP durchgeführt. Dabei wurde der Einfluss unterschiedlicher Bestrahlungsstärken (0 – 8 Gy) nach 24stündiger Inkubation von Zellen mit den getesteten Liposomenkompositionen (PC Egg 65 µM, Doxorubicin-Transporter 0,5 µM, 2 nm SA-Au-NP 4 nM) untersucht. Nach zweiwöchiger Koloniewachstumszeit wurden die gebildeten Kolonien ausgezählt und die PE (Abbildung 85) sowie SF (Abbildung 86) bestimmt.

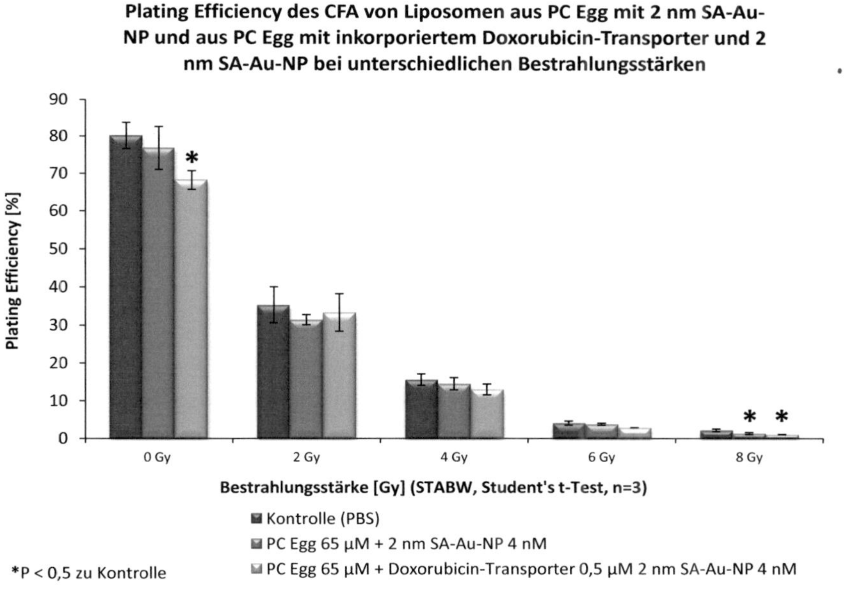

Abbildung 85: Plating Efficiency des CFA von Liposomen aus PC Egg mit 2 nm SA-Au-NP und aus PC Egg mit inkorporiertem Doxorubicin-Transporter und 2 nm SA-Au-NP bei unterschiedlichen Bestrahlungsstärken.

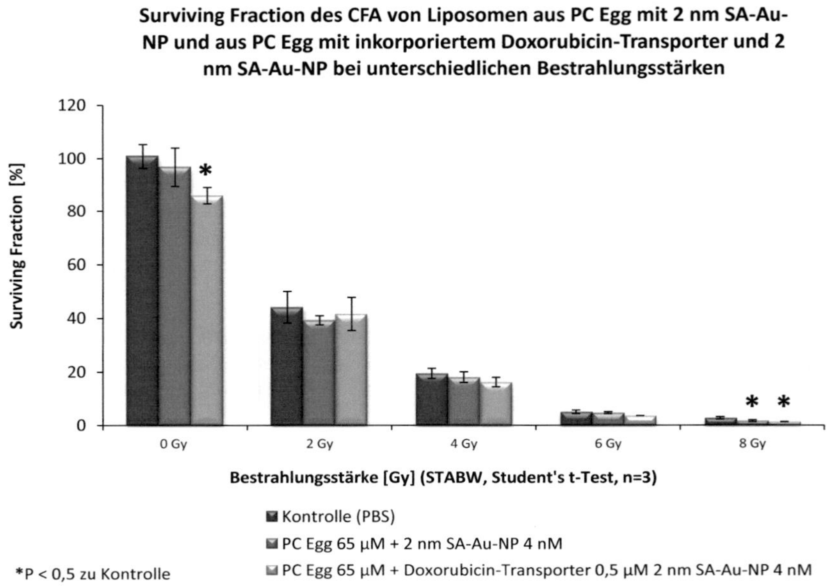

Abbildung 86: Surviving Fraction des CFA von Liposomen aus PC Egg mit 2 nm SA-Au-NP und aus PC Egg mit inkorporiertem Doxorubicin-Transporter und 2 nm SA-Au-NP bei unterschiedlichen Bestrahlungsstärken.

Bestrahlungsfreier CFA (0 Gy) zeigte beim Vergleich der Kontrolle, der PC Egg Liposomen mit 2 nm SA-Au-NP und des liposomalen Drug Delivery Systems aus PC Egg, Doxorubicin-Transporter und 2 nm SA-Au-NP eine signifikant erhöhte Absenkung der Proliferationsfähigkeit der HeLa-Zellen des liposomalen Drug Delivery Systems. Dieses Resultat verdeutlicht die toxische Effektivität des applizierten Doxorubicin-Transporters. Die Bestrahlung der Zellen zeigte eine deutliche strahlungsstärkenabhängige Reduktion der Proliferationsfähigkeit auch für die Kontrollzellen. Signifikante Senkung der Proliferationsfähigkeit durch NP enthaltende Liposomen konnte lediglich für eine Bestrahlungsstärke von 8 Gy beobachtet werden. Dies zeigte einen Radiosensitizing-Effekt der liposomal in die Zellen transportierten 2 nm SA-Au-NP.

Erhöhte Radiosensitizing-Effekte und daraus resultierende DNA-Strangbrüche durch Au-NP konnten bereits durch Xiao et al.[322-324] gezeigt werden. Im Vergleich zur Bestrahlung (60 kV) ohne NP zeigten sich eine um eine Größenordnung erhöhte Anzahl an DNA-Strangbrüchen durch Bindung von Au-NP an die DNA. Dies resultiert aus der erhöhten Absorption der Strahlung durch die NP und Formierung zusätzlicher niedrigenergetischer Sekundärstrahlen.[323] Auch der Einfluss verschiedener NP-Beschichtungen auf Radiosensitizing-Effekte wurde bereits untersucht. So zeigten Xiao et al.,[322] dass reine Au-NP nach Bestrahlung zu einer Erhöhung der DNA-Strangbrüche um einen Faktor 2,3, lipidierte Au-NP hingegen nur zu einer Erhöhung um den Faktor 1,6 führten. Daraus lässt sich eine Abschwächung der emittierten

Sekundärstrahlen durch Au-NP-Beschichtungen folgern. Zheng & Sanche[324] untersuchten außerdem die kombinierte Wirkung von radiosensitizierenden Au-NP und einem Chemotherapeutikum (Cisplatin). Auch hier wurde der Einfluss nach direkter DNA-B ndung und Bestrahlung getestet. Es wurde gezeigt, dass durch die zusätzliche Bestrahlung eine Erhöhung der chemotherapeutischen Wirkstärke erreicht werden konnte. Je nach Konzentration des Cisplatins konnte eine Verstärkung um den Faktor 3 bzw. 7,5 erreicht werden. Studien von Butterworth et al.[325] und Jain[326] konnten zudem zellspezifische bzw. zellabhängige Radiosensitizing-Effekte beobachten. So zeigten sich beispielsweise MDA-MB-231 Brustkrebszellen sensitiver als DU145 Prostatakrebszellen. Auch die Art der Bestrahlung ist von bedeutendem Einfluss auf die Wirkung eines Radiosensitizers. So ist eine Bestrahlung mittels kV-Strahlen deutlich effektiver als MV-Strahlung.[326] In einer Monte-Carlo-Simulation von Ngwa et al.[164] zeigte sich zusätzlich der Einfluss intrazellulärer Lokalisierung der NP auf Radiosensitizing-Effekte. Je nach Weglänge der Sekundärstrahlen innerhalb einer Zelle kann es zu Energieverlusten der Strahlung und damit zu einer Minderung der Wirkung auf die DNA kommen.

So lässt sich zusammenfassen, dass die Radiosensitizing-Effekte von NP von diversen Faktoren wie Zelllinien, NP-Beschichtungen, Art der Bestrahlung und auch Lokalisierung innerhalb der Zelle abhängig sind. Zur optimalen Ausnutzung dieses Effektes auch in Kombination mit Chemotherapeutika besteht daher noch weiterhin hoher Forschungsbedarf.

2.3.3 *In vitro* Untersuchung der endothelialen Aufnahme und des transendothelialen Transports durch Einsatz eines mikrofluidischen Bioreaktors

Studien zur Applikation und Bioverfügbarkeit von Wirkstoffen werden üblicherweise *in vivo* am Tiermodell durchgeführt. Ziel ist es, die Aufnahme, Anreicherung sowie den Abbau von Wirkstoffen in der natürlichen Umgebung zu untersuchen. Um diese Bioverfügbarkeitsanalysen noch detaillierter durch Modulation von Blutfaktoren und Gewebe unter konstanten Flussbedingungen zu ermöglichen, wurde von Hebeiss et al.[327] ein mikrofluidischer Bioreaktor entwickelt. Dieser besteht aus einer dreidimensionalen Anordnung artifizieller Blutgefäße, die von einem weiteren Kompartiment zur Kultivierung einer Co-Kultur umgeben sind (Abbildung 87). Der Bioreaktor erlaubt *in vitro* die Visualisierung des transendothelialen Transports ins Interstitium und in ein dreidimensionales zelluläres Netzwerk unter konstanten Flussraten und unter Verwendung unterschiedlicher Medien.[327]

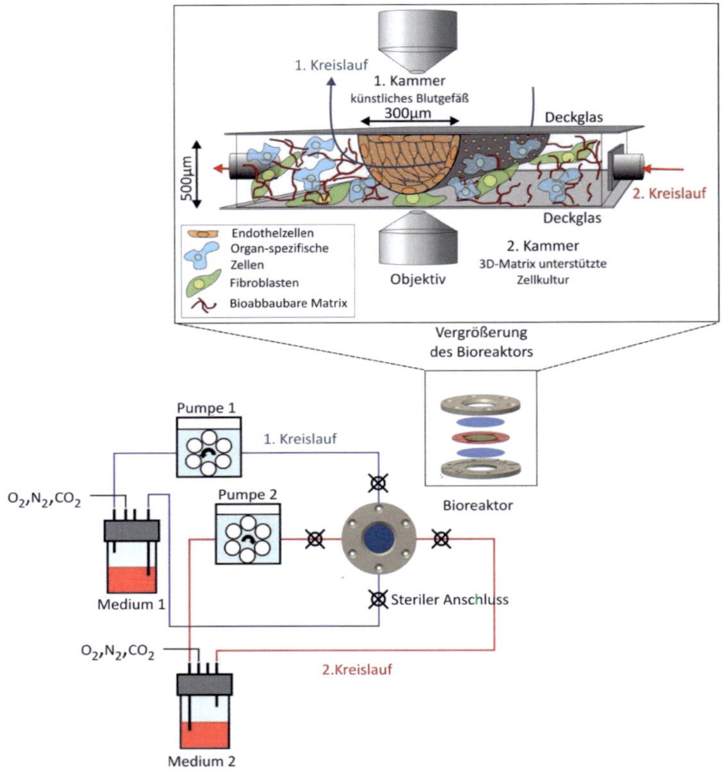

Abbildung 87: Schematische Darstellung des Bioreaktors mit seinen unabhängigen Kreisläufen (mit freundlicher Bereitstellung von Hebeiss et al.(in Vorbereitung) und Hebeiss (Dissertation, Karlsruhe, 2012).

Ziel war es nun diese endotheliale Aufnahme sowie den transendothelialen Transport des liposomalen Drug Delivery Systems durch Simulation der *in vivo* Situation mit Hilfe des mikrofluidischen Bioreaktors zu visualisieren. Hierzu wurde das obere Kompartiment (poröser Mikrokanal) des Bioreaktors konfluent mit HUVEC-Zellen und das untere mit humanen Fibroblasten kultiviert. Über das Mediumreservoir wurde das obere Kompartiment nun mit dem liposomalen Drug Delivery System durchströmt und die endotheliale Aufnahme sowie der transendotheliale Transport nach 48 h mittels Konfokalmikroskopie verfolgt. Zur Visualisierung der Endothelzellen im oberen Kompartiment wurden diese mit Hoechst gefärbt. Die Ergebnisse der Aufnahme des liposomalen Drug Delivery Systems in den Endothellayer sind in Abbildung 88 dargestellt. Die Visualisierung der Anreicherung des Systems im unteren Kompartiment zeigt Abbildung 89.

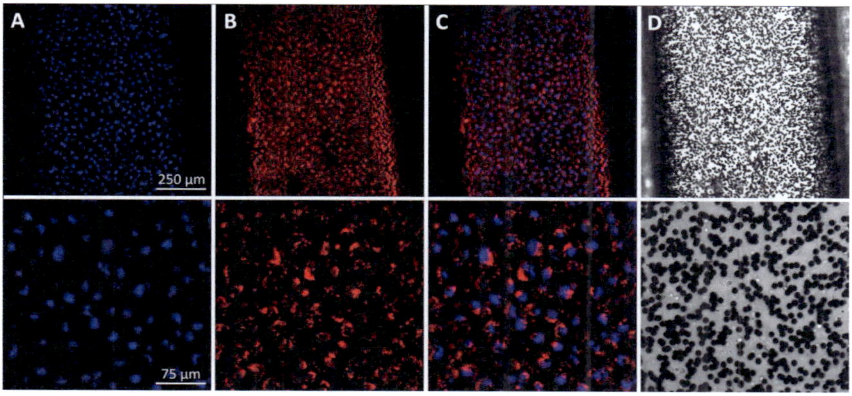

Abbildung 88: Konfokale Fluoreszenzmikroskopie zur Darstellung der Aufnahme des liposomalen Drug Delivery Systems (PC Egg (0,13 mM), Doxorubicin-Transporter (1 µM), 2 nm SA-Au-NP (8 nM)) in Endothelzellen (HUVEC) eines mikrofluidischen Bioreaktors zur *in vitro* Untersuchung des transendothelialen Transports; **A** Hoechst-gefärbte HUVEC-Zellen im porösen Kanalsystem; **B** Aufnahme des liposomalen Drug Delivery Systems in die Endothelzellen im porösen Kanalsystem; **C** Überlagerung aus (**A**) und (**B**); (**D**)Hellfeld; Homogene Verteilung und Aufnahme des liposomalen Drug Delivery Systems und keine toxischen Einflüsse auf die Endothelzellen erkennbar.

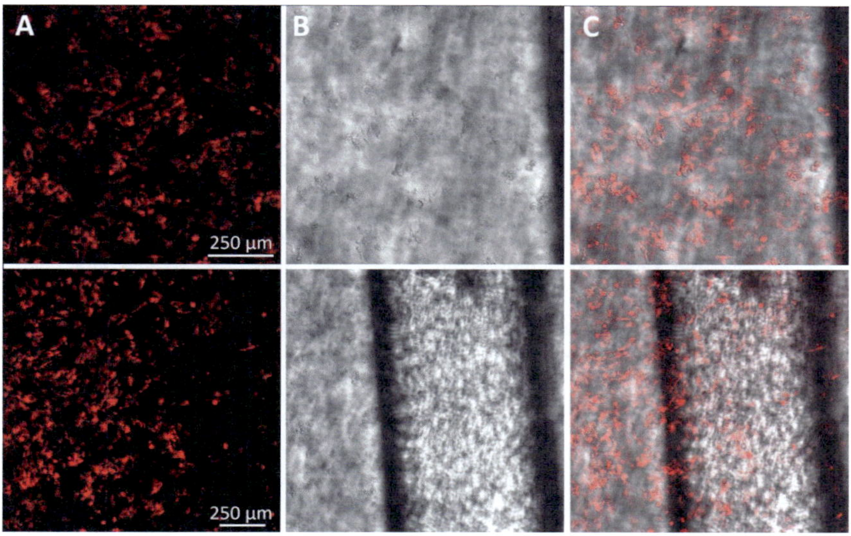

Abbildung 89: Konfokale Fluoreszenzmikroskopie zur Darstellung der Aufnahme des liposomalen Drug Delivery Systems (PC Egg (0,13 mM), Doxorubicin-Transporter (1 µM), 2 nm SA-Au-NP (8 nM)) in humane Fibroblasten nach transendothelialem Transport durch Endothelzellen (HUVEC) eines mikrofluidischen Bioreaktors; Erfolgreicher transendothelialer Transporter und homogene Verteilung sowie Aufnahme des liposomalen Drug Delivery Systems (rot, **A**, **C**) in die humanen Fibroblasten erkennbar; Toxischer Einfluss des liposomalen Drug Delivery Systems auf die humanen Fibroblasten deutet sich an.

Die *in vitro* Untersuchung des transendothelialen Transports des liposomalen Drug Delivery Systems und dessen Aufnahme in das Endothel sowie in das umliegende Gewebe über 48 h, zeigte zunächst die Aufnahme in den Endothellayer des Systems (Abbildung 88). Dabei konnten jedoch keine toxischen Einflüsse des Doxorubicin-Transporters beobachtet werden. Es konnte ein erfolgreicher Transport durch das Endothel und eine Anreicherung im umliegenden Gewebe (hier humane Fibroblasten) nach konfokalmikroskopischer Untersuchung des unteren Bioreaktor-Kompartiments beobachtet werden (Abbildung 89). Zudem wurden dabei toxische Einflüsse durch Abrundung und Ablösen der Zellen festgestellt. Im Vergleich mit dem MTT-Test des liposomalen Drug Delivery Systems an HUVEC-Zellen im flachen Monolayer (Abbildung 84), der eine signifikante Minderung der Zellviabilität zeigte, konnte hier keine toxische Wirkung auf den gekrümmten Endothellayer bestätigt werden. Grund kann die veränderte Anordnung des Zelllayers und veränderte Zellformen in einem röhrenartig geformten Kanalsystem und insbesondere durch die auftretenden Scherkräfte durch das durchfließende Medium sein. Im Vergleich dazu wirken auf einen einfachen Zellmonolayer, der auf einer planaren Zellkulturplatte kultiviert wurde, keine derartigen Kräfte. Diese unterschiedlichen Zellmorphologien wurden bereits durch Ives et al., Langille & Adamson und Nerem et al.[328-330] beschrieben. Die Scherkräfte führen demnach zu einer langgestreckten Zellform und einer Ausrichtung der Zellen entlang der Flussrichtung. Grund sind z.B. Veränderungen des Zytoskeletts und der fokalen Adhäsionspunkte der Zellen.[331] Diese Veränderungen können auch mit einer Veränderung der Zelleigenschaften einhergehen, z.B. ist eine veränderte Genexpression sowie erhöhte NO-Produktion bekannt.[332, 333]

Die Aufnahme und Akkumulation des liposomalen Drug Delivery Systems im unteren Kompartiment wurde im Gegensatz zum Endothel von toxischen Reaktionen der Zellen begleitet. Dieser Unterschied zeigt vorteilhafte Eigenschaften, da es *in vivo* nach transendothelialem Transport und Aufnahme im Zielgewebe zur gewünschten toxischen Wirkung lediglich innerhalb des Gewebes und damit reduzierten Nebenwirkungen kommen könnte. Der Transport mittels eines liposomalen Systems kann durch Ausnutzung des EPR-Effektes zunächst zur erhöhten Anreicherung und schließlich erhöhter Wirkung im Tumorgewebe dienen. Die Anreicherung im Tumor mittels makromolekularer Therapie und Ausnutzung des EPR-Effektes wurde schon vielfach beschrieben. Einige Wirkstoffsysteme befinden sich zudem in den Phasen klinischer Entwicklung[334, 335] oder werden bereits eingesetzt.[305] Im Vergleich mit konventioneller Chemotherapie konnte z.B. durch Duncan, Maeda et al., Matsumura & Kataoka und Vicent et al. [334-337] Verbesserung der Pharmakokinetik, wie eine verlängerte Plasmahalbwertszeit, zusätzlich zur erhöhten Tumorselektivität erreicht werden. Eine erhöhte Antitumorwirkung sowie reduzierte Nebenwirkungen konnten ebenso erzielt werden. Weiterhin bestehen jedoch noch Probleme bei dieser Art der Therapie. Beispielsweise zeigen große Tumore hohe pathophysiologische Inhomogenitäten. Speziell im zentralen Kern dieser Tumore kann keine Akkumulation mittels EPR-Effekt erreicht werden.[338, 339] Als Gründe werden erhöhte Gehalte nekrotischen Gewebes sowie stark hypovaskuläre Bereiche aufgeführt. Zudem wurde festgestellt, dass mit der Schrumpfung eines Tumors eine Veränderung der Tumorgefäßstruktur einhergeht. Bisher ist nicht bekannt welchen Einfluss dies auf die Ausnutzung des EPR-Effektes haben kann.[203, 340]

Material und Methoden

1 Material

Chemikalien

- 1,8-Diazabicyclo[5.4.0]undec-7-en (Alfa Aeser)
- 1-Hydroxybenzotriazol (Iris)
- 2-Iminothiolan (Sigma)
- 2-Mercaptoethanol (Sigma)
- 2,5-Dihydroxybenzoesäure (Sigma)
- 2-Chlorotritylchlorid-Harz (Agilent)
- Acetonitril, Chromasolv (Sigma-Aldrich)
- BSA, Bovine Serum Albumin, Fraction V (PAA)
- DPPC, 1,2-Dipalmitoyl-*sn*-glycero-3-phosphocholin (Sigma-Aldrich)
- DDSA, 2-Dodecenylsuccinicacid anhydride (Serva Electrophoresis)
- Dichlormethan abs. (Acros)
- Dichlormethan (Sigma)
- Dimethylbarbitursäure (Fluka)
- DMEM, Dulbecco's Modified Eagle Medium (Invitrogen)
- DMP30 (Polysciences)
- DNA-Synthese durch (Sigma-Aldrich),Sequenz: CTTCACGATTGCCACTTTCCAC
- Doxorubicin Hydrochlorid (Sigma)
- DRAQ5™, Far-Red Fluorescent Live-Cell Permeant DNA Dye (BioStatus Limited)
- DPBS, Dulbecco's Phosphate Buffered Saline (-$CaCl_2$, -$MgCl_2$) (Invitrogen)
- Dye Solution (Promega)
- EDC, *N*-(3-Dimethylaminopropyl)-*N*' -ethylcarbodiimid hydrochlorid (Sigma-Aldrich)
- EGM®-2 Endothelial Cell Growth Medium-2 (Lonza),
- EGM®-2 SingleQuot Kit Suppl. & Growth Factors (Lonza)
- Ethanol (Sigma)
- Fibronectin (Invitrogen)
- FKS, Newborn Calf Serum, Heat-inactivated (Invitrogen)
- Glutardialdehydlösung 25% für die Elektronenmikroskopie (Merck)
- Glycidether 100 für Elektronenmikroskopie (Serva Electrophoresis)
- $HAuCl_4$, Tetrachlorgoldsäure (Sigma-Aldrich)
- Hoechst 33342, bisBenzimide H 33342 Trihydrochloride (Sigma-Aldrich)
- Isopropanol, (2-Propanol), zur Analyse (Merck)
- $K_3[Fe(CN)_6]$, Kaliumhexacyanoferrat (III), (Merck)
- Laufmittel HPLC: A = 0.1% Trifluoressigsäure (TFA) in H_2O; B = 0.1% TFA in Acetonitril
- Laufmittel reversed-phase HPLC: A: 5% Acetonitril (ACN) in H_2O: B: 95% ACN in H_2O
- Liponsäure (Sigma-Aldrich)
- Methanol abs. (Sigma)
- Methanol (VWR)
- MNA, Methylnadic anhydride (Serva Electrophoresis)
- *N*-β-Maleimidopropionsäurehydrazid TFA-Salz (Thermofisher)
- Natriumborhydrid (Sigma-Aldrich)

- Nanosphere™ Size Standards 100 nm, polymer microspheres in water, mean size 97 ± 3 nm (Duke Scientific)
- Natriumazid reinst. (Merck)
- NHS, *N*-Hydroxysuccinimid (Sigma-Aldrich)
- *N,N'*-Diisopropylcarbondiimid (Acros)
- *N,N*-Diisopropylethylamin (Iris)
- *N,N*-Dimethylformamid (VWR)
- Osmiumtetroxid 4% Lösung (Polysciences)
- Paraformaldehyd (Sigma-Aldrich)
- PC Egg, L-α-Phosphatidylcholine, L-α-Lecithin from egg yolk (Sigma-Aldrich)
- Penicillin-Streptomycin, liquid (10,000 units of penicillin/ml, 10,000 µg of streptomycin/ml) (Invitrogen)
- PIPES, Piperazin-1,4-bis(2-ethansulfonsäure) (Merck)
- Propidiumiodid (Sigma-Aldrich)
- Propylenoxid (Serva Electrophoresis)
- Rhodamin 101 (Sigma-Aldrich)
- Solubilization Solution/Stop Mix (Promega)
- Stearinsäure (ABCR)
- Stearylamin (Sigma-Aldrich)
- Tetrakis(triphenylphosphine)palladium (ABCR)
- TFA,Trifluoressigsäure (Fluka)
- Tetrahydrofuran (VWR)
- Trinatriumcitrat (Sigma)
- Triton X-100 (Serva)
- Trypsin-EDTA, 0,25% (Life Technologies™)
- Uranylacetat (Merck)

Zelllinien

- HeLa-Zellen: humane Epithelzellen eines Zervixkarzinoms
- Humane Fibroblasten (91_23)
- HUVEC-Zellen: Human Umbilical Vein Endothelial Cells, humane Gefäßendothelzellen aus dem Endothel der Nabelschnurvenen von Neugeborenen

Geräte und Verbrauchsmaterialien

- 1µ-Slide 8 Well ibiTreat microscopy chamber (Ibidi)
- 96 Well Cell Culture Plate, sterile, F-bottom, with lid (Greiner)
- 8 Well Lab-Tek® Chambered #1.0 Borosilicate Coverglass System (Nalge Nunc)
- Andor Revolution® XD spinning disk laser scanning microscopy system (BFi OPTiLAS); basiert auf einem inversen Mikroskop (Olympus IX81S1F-ZDC), Öl-Immersions-Objektiv (APON 60XOTIRF, numerische Aperture 1.49), CO_2- und Temperaturkontrolle (37 °C und 5% CO_2, Tokai Hit), CSU-X1scan head (Yokogawa) und einer DU897 EMCCD Kamera (Andor) Bandpassfilter (ANF)
- Avanti® Mini-Extruder (Avanti Polar Lipids)
- Barkey vapotherm (Barkey)
- Branson Sonifier Cell Disruptor B15 (G. Heinemann Ultraschall- und Labortechnik)
- Brutschrank, 37 °C, 5% CO_2

- Cryoelektronenmikroskop Krios (FEI) oder Leo Sesam (Zeiss)
- Deckgläser, 30 mm #1, 34 mm #2 (Menzel-Gläser)
- EL_X808_{IU}Ultra Microplate Reader (BIO-TEX Instruments)
- Essigsäure 100% (Merck)
- ESI-TOF 1200 Series LC (Agilent) mit 6230 TOF LC/MS (Agilent)
- Fluorenzenspektrometer (Quantenausbeute) Cary Eclipse (Varian)
- Gelfiltrationssäulen, NAP 5 und NAP 10 (GE Healthcare)
- HPLC (präparativ) (Jasco) der LC-NetII/ADC Serie mit MD201 plus multi-Wellenlängendetektor, PU-2087 Plus Pumpen, CO-2060 plus Thermostat, CHF-122SC Fraktionssammler
- HPLC (reversed phase) ÄKTApurifier (GE Healthcare), C18-Säule
- Kreisschüttler KS 260 basic (Ika-Labortechnik)
- Kristallviolett (Merck)
- Küvetten DTS1060 (Malvern Instruments)
- Kupfergrid mit Formvar Film (Plano)
- Kupfergrid mit Kohlefilm (Plano)
- Leica SP5 (DMI6000 inverses Mikroskop), Software: Leica Application Suite (LAS-AF)
- Leica TCS SP5 Tandem (DM6000 Mikroskop), Software: Leica Application Suite (LAS-AF)
- Linearbeschleuniger Synergy (Electa), 6 MV, Dose Rate 6,67 Gy/min
- Microtom EM UC6 (Leica)
- MALDI-Massenspektrometer Reflex IV Spektrometer (Bruker), Stickstoff-Laser (λ = 337 nm), Software XACQ Version 4.0.4, XMASS-TOF Version 5.1.0 und UltrafleXtreme MALDI-TOF/TOF-Spektrometer (Bruker), Standard Probeplatten (Targets) aus Edelstahl 386 „spots" (Bruker)
- Multiwell™ 24 Well Platte zur Zellkultur, Flachboden (BD Labware)
- Neubauer Zählkammer
- Nucleopore Track-Etch Membrane, 0,1 µm (Whatman)
- Parafilm® „M", 4 in. x 125 ft (Sigma-Aldrich)
- Pipetman, 200 – 1000 µl, 50 – 200 µl, 2 – 20 µl (Gilson), Pipettenspitzen (Corning Incorporated),100 – 1000 µl, Rack, unsteril; 1 – 200 µl, Spitzenladesystem Nachfüllmagazin
- Polycarbonatfolie PC, Belgium, Fluenz 10^6 Ionen/cm^2 (it4ip)
- Polycarbonatmembran pore size 1 µm oder 0,1 µm (Avanti Polar Lipids)
- Pumpe (IPC, ISMATEC)
- Pump System (Ibidi)
- Sterilbank, LaminAir®, HB 2448 (Heraeus GmbH)
- Thermoformanlage
- Transmissionselektronenmikroskop für NP-Synthese CM200FEG/ST Mikroskop (Philips)
- Transmissionselektronenmikroskop, 50 kV, EM 109 (Zeiss)
- Transmissionselektronenmikroskop, 200 kV, Leo922 Omega (Zeiss)
- Transwell® 6 Well Platte, 24 mm Durchmesser der Inserts, 0,4 µm Porengröße, Polycarbonatmembran (Corning Incorporated)
- Ultrazentrifuge VivaSpin6 (GE Healthcare)
- UV-Quelle, UV/Ozone ProCleaner™ Plus (Bioforce Nanoscience)
- UV-Vis Spektrometer Cary 300 Scan (Varian)
- Vitrobot™ (FEI)

- Vitrobot™ Gefrierkammer (FEI)
- Zellkultur Multiwellplatten, PS, mit Abdeckplatte, steril 6 Well, 12 Well, 24 Well, 96 Well (Greiner)
- Zellkulturflaschen, 70 ml (BD Labware)
- Zellkulturflaschen, 250 ml (Greiner)
- Zetasizer™ 5000 (Malvern Instruments)
- Zetasizer™ nanoseries (Malvern Instruments)

2 Methoden

2.1 Präparation der Liposomen

Die Herstellung der Liposomen erfolgte nach Lipidfilm/Hydratationsmethode mit anschließender Extrusion in Anlehnung an Park et al.[260] Hierzu wurden 100 mg des Phospholipids (PC Egg) in 10 ml Chloroform gelöst. Die so präparierten Lösungen wurden bei -21 °C aufbewahrt.

Nach Vorlage von 10 ml Chloroform wurden je nach präpariertem System:

a) 100 µl PC Egg-Lösung (1,3 mM; 1 mg PC Egg)
b) Und Doxorubicin-Transporter (in Ethanol/H_2O) in Höhe der gewünschten Konzentration
c) Oder/und SA-Au-NP in Höhe der gewünschten Konzentration (DNA-Au-NP erst bei Hydratisierung (siehe unten))

zupipettiert. Die Entfernung des Lösungsmittels erfolgte unter Stickstoffstrom bei 38 – 40 °C. Wichtig bei diesem Schritt ist es einen dünnen Lipidfilm nach dem Abdampfen des Lösungsmittels zu erhalten, da es sonst nicht möglich ist die Lipide erneut in Lösung zu bringen. Der Lipidfilm wurde nach vollständiger Entfernung des Lösungsmittels in 1 ml auf 60 °C vortemperiertem DPBS(-)-Puffer aufgenommen und über Nacht im Schüttelwasserbad bei 60 °C hydratisiert. Die Zugabe hydrophiler DNA-Au-NP erfolgte gemeinsam mit dem vorgewärmten Puffer. Anschließend wurden die Proben zweimal für 5 min mit Ultraschall behandelt und danach einem Extrusionsschritt unterworfen. Hierzu wurde der auf 60 °C temperierte Extruder zunächst mit dem DPBS(-)-Puffer gespült und anschließend die Lösung 15mal durch eine Polycarbonatmembran mit der Porengröße 1 µm extrudiert. Danach wurde nochmals 15mal durch eine Membran der Porengröße 0,1 µm extrudiert. Die Liposomenlösung wurde bei 5 °C aufbewahrt.

2.2 Synthese des Doxorubicin-Transporters

Dieses Polyamin wurde in Zusammenarbeit mit der Arbeitsgruppe Bräse (Institut für Organische Chemie, Karlsruher Institut für Technologie (KIT)) mittels Festphasensynthese synthetisiert und mit Hilfe der reversed-phase HPLC (high pressure (performance) liquid chromatography) aufgereinigt.

In einer von Hahn et al.[58, 59, 66, 71, 244, 245] bereits publizierten Reaktion (Abbildung 28) wurde Spermin unsymmetrisch geschützt. Das erhaltene geschützte Spermin **1** wurde unter Zugabe der Hilfsbase DIPEA (*N,N*-Diisopropylethylamin) an ein 2-Chlorotritylchlorid-Polystyrolharz angebunden und die Nosyl-Schutzgruppe mit β-Mercaptoethanol und DBU (1,8-Diazabicyclo[5.4.0]undec-7-en) entfernt. Anschließend wurde das primäre Amin des festphasengebundenen Spermins **3** mit Stearinsäure unter Aktivierung mit HOBt (1-Hydroxybenzotriazol) und DIC (*N,N'*-Diisopropylcarbondiimid) acyliert. Die Alloc-Schutzgruppen (Allyloxycarbonyl) wurden Palladium(0)-katalysiert ($Pd(PPh_3)_4$ entfernt und das entschützte Spermin **5** mit 5% TFA (Trifluoressigsäure) in Dichlormethan (CH_2Cl_2) von der festen Phase abgespalten. Das erhaltene Rohprodukt wurde mittels HPLC (siehe unten) aufgereinigt.

*Synthese von **6***

In einem Vial wurden 1,5 mmol des 2-Chlorotritylchlorid Polystyrolharzes in abs. CH_2Cl_2 vorgelegt. Anschließend wurden nacheinander 3 mmol DIPEA und 3 mmol Allyl(4-(((allyloxy)carbonyl)(3-(2-nitrophenylsulfonamido)propyl)amino)butyl)(3-aminopropyl)carbamat (**1**) zugegeben. Die Suspension wurde für 15 h geschüttelt. Es wurden 3 ml MeOH zugegeben und für weitere 15 min geschüttelt. Anschließend wurde die Lösung mittels Fritte abgesaugt und das Harz mit CH_2Cl_2/MeOH/CH_2Cl_2/MeOH/CH_2Cl_2/MeOH/CH_2Cl_2 und abschließend 3mal mit CH_2Cl_2 gewaschen.
Testabspaltung: MS(ESI-TOF): 556.2 [$(M+H)^+$].

In einem Vial wurden 0,2 mmol des Harzes **2** in einem Vial in 6 ml DMF (*N,N*-Dimethylformamid) vorgelegt. Anschließend wurden nacheinander 1 mmol DBU und 2 mmol β-Mercaptoethanol zugegeben. Das Vial wurde verschlossen und die Suspension für 1 h geschüttelt. Anschließend wurde das Lösungsmittel entfernt und mit DMF gewaschen, bis das Filtrat farblos war. Diese Sequenz wurde mit auf 30 min verkürzter Reaktionszeit wiederholt, bis der Überstand farblos blieb. Nach beendeter Reaktion wurde die Lösung mittels Fritte abgesaugt und das Harz mit DMF, CH_2Cl_2/MeOH/CH_2Cl_2/MeOH/CH_2Cl_2 und abschließend 3mal mit CH_2Cl_2 gewaschen.
Testabspaltung: MS(ESI-TOF): 371.3 [$(M+H)^+$].

In einem Vial wurden 0,2 mmol des Harzes **3**, 1 mmol Stearinsäure und 1 mmol HOBt in 6 ml DMF vorgelegt und für 5 min geschüttelt. Anschließend wurden 1 mmol DIC zugegeben. Das Vial wurde verschlossen und die Suspension für 15 h geschüttelt. Nach beendeter Reaktion wurde die Lösung mittels Fritte abgesaugt und das Harz mit DMF, CH_2Cl_2/MeOH/CH_2Cl_2/MeOH/CH_2Cl_2 und abschließend 3mal mit CH_2Cl_2 gewaschen.
Testabspaltung: MS(MALDI-TOF, Matrix: DHB): 637.1 [$(M+H)^+$]; 659.0 [$(M+Na)^+$]; 674.9 [$(M+K)^+$].

In einem Vial wurden 0,2 mmol des Harzes **4** in 6 ml THF vorgelegt. Anschließend wurden nacheinander 2 mmol Dimethylbarbitursäure und 0,02 mmol $Pd(PPh_3)_4$ zugegeben. Die Suspension wurde für 15 h bei 35 °C geschüttelt. Nach beendeter Reaktion wurde die Lösung mittels Fritte abgesaugt und das Harz mit THF, CH_2Cl_2/MeOH/CH_2Cl_2/MeOH/CH_2Cl_2 und abschließend 3mal mit CH_2Cl_2 gewaschen.
Testabspaltung: MS(ESI-TOF): 469.5 [$(M+H)^+$].

In einem Vial wurden 0,2 mmol des Harzes **5** in 7 ml 5%iger TFA-Lösung vorgelegt. Die Suspension wurde für 15 h geschüttelt. Nach beendeter Reaktion wurde die Lösung mittels Fritte abgesaugt und das Harz mit CH_2Cl_2, 2mal MeOH, CH_2Cl_2/MeOH/CH_2Cl_2/MeOH/CH_2Cl_2/MeOH/CH_2Cl_2 und abschließend 3mal mit CH_2Cl_2 gewaschen. Das Lösungsmittel wurde am Rotationsverdampfer bei 40 °C entfernt und das erhaltene Rohprodukt mittels HPLC aufgereinigt.
MS(ESI-TOF): 469.5 [$(M+H)^+$].

*Synthese von **8***

In einem Kolben wurden 17 µmol Doxorubicin Hydrochlorid und 16 µmol BMPH in 9 ml abs. MeOH gelöst und mit 0.09 ml TFA versetzt. Die Reaktionsmischung wurde für 2 h im Dunkeln bei Raumtemperatur (RT) gerührt. Das Produkt **7** wurde anschließend aus 9 ml abs. Ether/Hexan (1:2) gefällt und abfiltriert. Der so erhaltene rote Feststoff **7** wurde ohne weitere Aufreinigung verwendet.
MS (MALDI-TOF, Matrix: THAP): 708.5 [$(M+H)^+$]; 730.5 [$(M+Na)^+$]; 746.5 [$(M+K)^+$].

Doxorubicin wurde durch die Umsetzung mit dem Maleimid BMPH aktiviert (Abbildung 29). Dieses aktivierte Doxorubicin **7** wurde anschließend mit 2-Iminothiolan und dem amphiphilen Spermin-Derivat **6** zum Produkt **8** umgesetzt. Dafür wurden zum aktivierten Doxorubicin-BMPH **7** in 1 ml Ethanol 77 µmol *N*-(3-((4-((3-aminopropyl)amino)butyl)amino) propyl)stearinsäureamid (**6**) gegeben und auf 0 °C abgekühlt. Es wurden zusätzlich 17 µmol 2-Iminothiolan in 17 µl deionisiertem H_2O gelöst zugetropft. Die Reaktionsmischung wurde für 16 h im Dunkeln bei RT gerührt und anschließend das Lösungsmittel unter vermindertem Druck entfernt. Das Rohprodukt wurde mittels HPLC aufgereinigt.

Massenspektrometrie

Matrix Assisted Laser Desorption Ionisation Time Of Flight (MALDI-TOF): Pro Spektrum wurde ca. 100 bis 300mal mit einer Wiederholungsrate von 1-3 Hz auf eine Probe geschossen. Als Matrix kam DHB, 50% Acetonitril und 0,1% TFA in H_2O als gesättigte Lösungen zum Einsatz. Die Kristallisation erfolgte an der Luft. Für das protonierte Molekülion wird die Abkürzung $[M+H]^+$ verwendet.

ESI-TOF (Electrospray Ionisation Time Of Flight): ESI-TOF-Spektren wurden zur Überprüfung der erfolgreichen Synthese ebenfalls aufgenommen.

HPLC (6)

Zur Aufreinigung des Zwischenproduktes **6** wurde präparative HPLC genutzt. Die Flussrate betrug 15 ml/min. Für die Trennungen wurde eine C18-Säule (19 × 3 cm) verwendet.

Schüttler für Festphasenreaktionen

Zum Schütteln der Harze wurde ein Kreisschüttler eingesetzt. Die Frequenz betrug 150 rpm.

HPLC (reversed-phase) zur Aufreinigung des Doxorubicin-Transporters

Der Doxorubicin-Transporter wurde nach Synthese zur Aufreinigung in 2/4ml 5/20% ACN/H_2O gelöst. 2 ml dieser Lösung wurden analysiert und die Proben jeweils bei 280 nm detektiert. Die Flussrate betrug 1,2 ml/min. Der Lösemittelgradient wurde bis 80% ACN gefahren und dabei jeweils 2 ml pro Tube fraktioniert.

2.3 Synthese der Goldnanopartikel

Die unterschiedlich beschichteten Au-NP wurden in Zusammenarbeit mit der Arbeitsgruppe Fruk (Center for Nanostructures (CFN), Karlsruher Institut für Technologie (KIT)) präpariert. Dabei erfolgte die Synthese aus $HAuCl_4$, mit $NaBH_4$ als Reduktionsmittel und Liponsäure als Capping Agent. Die Liponsäure wurde anschließend mit Stearylamin mit Hilfe von EDC und NHS modifiziert. Dabei ließen sich modifizierte Au-NP leicht von unmodifizierten aufgrund ihrer Löslichkeit in Chloroform abtrennen. Desweiteren wurden hydrophile Au-NP mit DNA-Beschichtung synthetisiert. DNA-Sequenz: CTTCACGATTGCCACTTTCCAC.

Liponsäurebeschichtete Au-NP wurden, wie bereits durch Oh et al.[258] beschrieben, synthetisiert. Wichtig war es, zuvor alle Glasgeräte gründlich zu reinigen (1. Königswasser, 2. H_2O, 3. Trocknung bei 70 °C). Bei der Synthese (Abbildung 37) wurden 25 ml ddH_2O in einem Glaskolben vorgelegt. Dazu wurden 156 µl $HAuCl_4$*H_2O (50,8 mM in H_2O, 7,92 µmol, 1 eq) sowie Liponsäure als Ligand gegeben. Die Größe der NP wurde in diesem Schritt durch das Verhältnis zwischen Au-Salz und Ligand kontrolliert. Dabei wurden für 2 nm große Au-NP 79,2 µl Liponsäure (100 mM in Ethanol, 79,2 µmol, 1 eq), für 4 nm 7,92 µl Liponsäure (100 mM, 7,92 µmol, 0,1 eq) hinzugefügt und die Lösung für 1 h Stunde bei RT gerührt. Die Zugabe von $NaBH_4$ erfolgte in vier Teilen á 18 µl (880 mM in H_2O, je 15,84 µmol, 2 eq) im Verlauf einer halben Stunde unter starkem Rühren. Anschließend wurde die Lösung über Nacht weiter gerührt. Die Charakterisierung erfolgte mittels UV-Vis Spektroskopie und TEM. Vor weiterer Modifikation der Au-NP wurden diese durch Ultrazentrifugation aufkonzentriert.

Zur Synthese der stearylaminbeschichteten Au-NP (SA-Au-NP, Abbildung 38) wurden 200 µl Au-NP (4 µM, 0,8 nmol, 1 eq) mit 4 µl EDC (0,1 M, 0,4 µmol, 500 eq) und 4 µl NHS (0,1 M, 0,4 µmol, 500 eq) für 15 min bei RT inkubiert. Nach Zugabe von 8 µl Stearylamin (bzw. Octadecylamin, 0,1 M in Chloroform, 0,8 µmol, 1000 eq) wurde über Nacht bei RT inkubiert. Die Aufreinigung erfolgte durch Extraktion der wässrigen Phase mit Chloroform. Modifizierte Au-NP befanden sich in der Chloroform-Phase, während unreagierte Au-NP weiterhin in H_2O gelöst vorlagen. Zur Charakterisierung wurde erneut UV-Vis und TEM verwendet, sowie die Quantenausbeute (siehe unten) bestimmt.

Für die Synthese citratbeschichteter Au-NP (Abbildung 39) wurde die Methode von Storhoff et al.[259] modifiziert. Zu 24 ml ddH_2O wurde 1 ml $HAuCl_4$*H_2O (25 mM, 25 µmol, 1 eq) gegeben und die Lösung unter Rückfluss auf 100 °C erhitzt. Nach Erreichen der Temperatur wurden 2,5 ml Trinatriumcitrat*2 H_2O (38,8 mM, 97 µmol, 3,88 eq) schnell hinzugefügt, wobei sich die Lösung rot färbte. Es wurde 15 min weiter erhitzt und anschließend auf RT gekühlt. Die entstandenen Au-NP wurden mittels UV-Vis Spektroskopie und TEM analysiert.

Zur Modifikation der citratbeschichteten Au-NP mit DNA (Abbildung 40) wurden 100 µl einzelsträngige SH-DNA (100 µM in H_2O, 10 nmol, 1 eq) mit 60 µl Dithiothreitol (DTT, 1 M, 60 µmol, 600 eq) über Nacht bei 37 °C reduziert. Überschüssiges DTT wurde durch zwei vorgepackte sukzessive Gelfiltrationssäulen abgetrennt. Dazu wurden die Säulen zunächst mit H_2O equilibriert, indem sie mit 3-4 Säulenvolumen gewaschen wurden. Anschließend wurde 160 µl Reaktionsansatz auf die NAP5-Säule aufgetragen, das Volumen auf 500 µl aufgefüllt und die Probe mit 1 ml H_2O direkt auf die NAP10 Säule eluiert. Mit 1,5 ml H_20 wurde erneut eluiert und die resultierende Lösung direkt mit 1 ml Citrat-Au-NP (30 nM, 30 nmol, 3 eq) vereinigt. Nach 16 h wurden 200 µl TETBS 300 (20 mM Tris/Cl, 300 mM NaCl, 5 mM EDTA, 0,05% Tween 20, pH 7,5) zur Stabilisierung hinzugegeben und die Lösung weitere 16 h stehen gelassen. Ungebundene DNA wurde durch 3 Zentrifugationszyklen á 15 min bei 13.200 rpm abgetrennt. DNA-Au-NP wurden mittels UV-Vis Spektroskopie und Agarose-Gel-elektrophorese charakterisiert.

Bestimmung der Quantenausbeute

Für die Quantenausbeute wurden die NP in Chloroform gelöst verwendet. Als Referenz wurde in Ethanol verdünntes Rhodamin 101 genutzt. Wellenlängen zur Anregung waren 530, 540, 550, 560 und 570 nm. Es wurde die Emission zwischen Anregungswellenlänge +15 nm bis 900 nm gemessen. Die Fluoreszenzkurven wurden jeweils mit Origin integriert um die Flächen zu erhalten. Absorptionsspektren wurden mit der gleichen Probe aufgenommen. Über die folgende Formel wurde die Quantenausbeute berechnet:

$$\Phi_x = \frac{A_S F_x n_x^2}{A_x F_S n_S^2} \Phi_S$$

- → s = Referenzsubstanz (hier: Rhodamin 101)
- → x = unbekannte Substanz (hier: 2 nm SA-Au-NP)
- → A = Absorption bei Anregungswellenlänge
- → F = Fläche unter der Fluoreszenzkurve
- → n = Brechungsindex des Lösungsmittels

2.4 Zellkultur

HeLa-Zellen wurden in DMEM unter Zusatz von 10% FKS, Penicillin und Streptomycin (P/S) bei 37 °C und 5% CO_2-Atmosphäre kultiviert. Zum Passagieren der Zellen wurden diese mit DPBS gewaschen und mit Trypsin benetzt. Nach vollständigem Ablösen der Zellen wurde die Reaktion mit mindestens einem Volumen serumhaltigen Mediums abgestoppt. Je nach Anwendung wurden die Zellen nach Bestimmung der Zellzahl mit Hilfe eine Neubauer Zählkammer auf die entsprechenden Zellkulturschalen bzw. -flaschen ausgesät.

2.5 Dynamische Lichtstreuung

Zur Messung der Partikelgröße über Dynamische Lichtstreuung wurde der Zetasizer™ 5000 genutzt. Etwa 500 µl der zu messenden Lösung wurde in eine zylindrische Küvette pipettiert und diese in den Strahlengang des Lasers gestellt. Das Streulicht wurde im 90° Winkel gemessen. Zudem wurden die Partikelgrößen eines Standards (200 nm) zur Feststellung eines einwandfreien Zustands des Gerätes bestimmt. Es wurden jeweils zehn Untermessungen durchgeführt.

2.6 Transmissionselektronenmikroskopie

2.6.1 TEM 50 kV

Für die EM bei 50 kV wurden 10 µl der jeweiligen Probe auf ein mit Formvar beschichtetes Cu-Grid pipettiert. Nach ca. 30 s wurde der Überstand mittels eines Filterpapiers abgenommen. Je nach Probe wurde anschließend eine Negativkontrastierung durchgeführt. Dazu wurden 10 µl einer 0,5%igen, frisch zubereiteten Uranylacetatlösung, auf das Grid pipettiert und nach ca. 15 s mit einem Filterpapier abgesaugt.

2.6.2 TEM 200 kV

Für die EM bei 200 kV wurde die jeweilige Probe mittels Ultraschallzerstäubung auf ein EM-Grid gebracht.

2.6.3 Cryoelektronenmikroskopie

Für die CryoEM wurde ein EM-Grid mit Hilfe einer Pinzette an einem Plunger befestigt und in eine Kammer überführt, in der Luftfeuchtigkeit und Temperatur kontrolliert werden konnten. Es wurden 3 µl der zu untersuchende Liposomenlösung auf das Grid pipettiert und überschüssiger Puffer durch Blotting mittels eines Filterpapiers entfernt. Mit Hilfe des Plungers wurde die Probe schnell in flüssiges Ethan getaucht und sofort gefroren. Nach Entfernung des überschüssigen Ethans wurde die Probe in flüssigem Stickstoff bis zur Mikroskopie aufbewahrt.

2.6.4 EPON-Einbettung

Zur Inkubation der Zellen wurden zunächst $1{,}5x10^5$ Zellen in 3 ml Medium pro Well einer Transwell® 6 Well Platte ausgesät und über Nacht bei 37 °C, 5% CO_2 kultiviert. Anschließend wurden die Zellen mit der jeweiligen Probe über den gewünschten Zeitraum inkubiert. Zudem wurde eine Kontrolle ohne Inkubationslösung durchgeführt. Nach der Inkubation wurde das Medium abgesaugt und einmal mit 1 ml 0,1 M PIPES gewaschen. Nach Vorlage von 1 ml PIPES wurden pro Ansatz jeweils 3 Proben mit einem Biopsy-Punch ausgestochen, in ein Eppendorfgefäß mit Erstfixierlösung überführt und über Nacht bei 4 °C gelagert. Nach zweimaligem Waschen mit 0,1 M Pipes wurde auf Eis zweitfixiert. Die Proben wurden nach erneutem Waschen mit 0,1 M Pipes und H_20 dest. mit Uranylacetat gefärbt. Anschließend erfolgte eine Entwässerung mit Ethanol in steigenden Konzentrationen und Propylenoxid. Danach wurden die Proben mit einem Gemisch aus EPON/Propylenoxid 30/70 und anschließend mit EPON/Propylenoxid 70/30 inkubiert. Im Anschluss daran erfolgte der Übergang zu 100% EPON und die Einbettung der Proben in Flachbettformen. Die Polymerisation des Harzes fand bei 65 °C für zwei bis drei Tage statt.

Anschließend wurden die Proben getrimmt und mit Hilfe des Mikrotoms Dünnschnitte angefertigt.

2.7 Zetapotential

Die Bestimmung des Zetapotentials erfolgte mit dem Zetasizer™ nanoseries. Zur Messung wurden 100 µl Probe mit 700 µl DPBS gemischt. Daraus wurden 700 µl Lösung in eine Küvette pipettiert und diese in den Strahlengang des Lasers gestellt. Es erfolgten jeweils 3mal 14 Messungen bei 25 °C und 173° backscatter.

2.8 Toxizitätstests

2.8.1 MTT-Test

Für den MTT-Test wurden $1x10^4$ Zellen in 100 µl DMEM auf eine 96 Well Platte ausgesät und über Nacht bei 37 °C, 5% CO_2 kultiviert. Anschließend wurden die Zellen für 72 h mit den zu untersuchenden Substanzen in den gewünschten Konzentrationen inkubiert. Als Lebendkontrolle wurden anstelle von Substanz mit Medium behandelt. Zur Todkontrolle wurden die Zellen einer Tritonbehandlung unterworfen. Hierfür wurden 10 µl 1%ige Tritonlösung zupipettiert und für 30 min inkubiert. Anschließend wurde mit 15 µl Dye Solution überschichtet und für etwa 2 – 3 h bei 37 °C und 5% CO_2 inkubiert. Zum Abstoppen der Reaktion wurden 100 µl Solubilization Solution zugesetzt. Die Proben wurden photometrisch bei 595 nm vermessen.

2.8.2 Colony-Forming Assay

Diese Versuche wurden in Zusammenarbeit mit der Arbeitsgruppe Wenz des Universitätsklinikums Mannheim durchgeführt. Es wurden $1x10^5$ Zellen in 500 µl DMEM pro Well einer 24 Well Zellkulturplatte ausgesät und bei 37 °C, 5% CO_2 kultiviert. Anschließend wurde mit 25 µl Probe (PC Egg 65 µM, Doxorubicin-Transporter 0,5 µM, 2 nm SA-Au-NP 4 nM) für 24 h inkubiert. Danach wurden die Zellen aus dem jeweiligen Well mit 200 µl Trypsin und 400 µl DMEM entnommen und in ein Eppendorfgefäß überführt. Das Well wurde nochmals mit 400 µl DMEM nachgespült, um eine quantitative Überführung die Zellen zu gewährleisten. Je Probe wurde pro Bestrahlungsstärke eine definierte Zellmenge in Triplikaten in T25 Zellkulturflaschen ausgesät:

1. 0 Gy: 200 Zellen
2. 2 Gy: 300 Zellen
3. 4 Gy: 650 Zellen
4. 6 Gy: 2000 Zellen
5. 8 Gy: 5000 Zellen

Eine Bestrahlung mit der jeweiligen Bestrahlungsdosis wurde angeschlossen. Die Zellen wurden nach der Behandlung für 2 Wochen kultiviert. Danach wurde das Medium entfernt, die Zellen mit DPBS gewaschen, für 10 min fixiert (Methanol:Essigsäure (1:4)) und mit Kristallviolett (1 g/l in H_2O) gefärbt. Nach dem Trocknen der Flaschen wurden die Kolonien ausgezählt und die Plating Efficiency sowie die Surviving Fraction bestimmt

2.9 Konfokalmikroskopie

Für die Konfokalmikroskopie wurden $2x10^4$ Zellen in 200 µl DMEM in ein Well einer 8 Well ibiTreat Kammer ausgesät und über Nacht bei 37 °C, 5% CO_2 kultiviert. Die Zellen wurden mit der jeweiligen Probe in der gewünschten Konzentration inkubiert und anschließend die Zellfärbung beobachtet.

Spinning Disk Konfokalmikroskopie

Für die Spinning Disk Konfokalmikroskopie wurden $1{,}7x10^4$ Zellen in 400 µl DMEM (FKS, P/S) in ein 8 Well Lab-Tek® Chambered Coverglass System ausgesät und über Nacht bei 37 °C, 5% CO_2 kultiviert. Die Zellen wurden zweimal mit DPBS gewaschen und mit der jeweiligen Probe in DMEM in 20 nM Konzentration bezogen auf 2 nm SA-Au-NP über 1 h bzw. 24 h inkubiert. Anschließend wurde die Aufnahme der 2 nm SA-Au-NP mittels Spinning Disk Konfokalmikroskopie beobachtet. Die NP wurden bei 488 nm (100%) angeregt und durch einen Bandpassfilter (750/210 nm Zentralwellenlänge/Weite) detektiert. Zur Kolokalisationsuntersuchung mit Hilfe eines Nukleusmarkers (Hoechst), wurden die Zellen zunächst mit einer Konzentration von 0,65 µM des Markers inkubiert. Anschließend wurde wie beschrieben verfahren. Lediglich die Detektion verschob sich: Bandpassfilter 685/40 nm Zentralwellenlänge/Weite für die 2 nm SA-Au-NP, 447/60 nm Zentralwellenlänge/Weite für den Nukleusmarker.

Mikroskopiedaten der Abbildungen

Abbildungen	Abbildung 55 – Abbildung 58
Mikroskop	Andor Revolution® XD spinning disk laser scanning microscopy system
Format	1024 × 1024 pixels
Laser	
488 nm (Argon)	100% (390 µW)
Exposure Time	200 ms
Emission	

Zentralwellenlänge/Weite 750/210 nm

Abbildungen	Abbildung 59 und Abbildung 60
Mikroskop	Andor Revolution® XD spinning disk laser scanning microscopy system
Format	1024 × 1024 pixels
Laser	
488 nm (Argon)	100% (390 µW) (SA-Au-NP)
Exposure Time	100 ms
405 nm	30% (90 µW) (Hoechst)
Exposure Time	80 ms
Emission	

Zentralwellenlänge/Weite 685/40 nm (SA-Au-NP)
Zentralwellenlänge/Weite 447/60 nm (Hoechst)

Abbildungen	Abbildung 72 – Abbildung 76; Abbildung 95 und Abbildung 96
Mikroskop	Leica TCS SP5 Tandem (DM6000 Mikroskop)
Pinhole	1 Airy (111,5 µm)
Resolution	8 bit
Line Average	16
Format	1024 × 1024 pixels (200 Hz)
Objektiv	HCX PL APO CS 63.0x1.20 WATER UV
Laser	
488 (Argon)	11,4%
Emission	
Bandwith PMT	555 – 721 nm

2.10 *In vitro* Untersuchung der endothelialen Aufnahme und des transendothelialen Transports durch Einsatz eines mikrofluidischen Bioreaktors

Die Untersuchung der endothelialen Aufnahme und des transendothelialen Transports mit Hilfe des Bioreaktors wurden in Kollaboration mit Isabella Hebeiss durchgeführt. Dazu wurden zunächst die einzelnen Komponenten des Bioreaktors zusammengefügt. Die Sterilisation der Komponenten wurde mittels einer γ-Quelle durchgeführt.

Der Kanal bestand aus einer PC-Folie (Microthermoforming, Breite 1 mm, Höhe 300 µm, Länge 20 mm, Volumen 6 µl, Wachstumsfläche 0,2 cm^2, Coating Fläche 0,52 cm^2). Weiterhin wurde er mit Fibronectin beschichtet, wozu 45 µl Fibronectinlösung (1 mg/ml) mit 5 µl DPBS verdünnt (667 µg/ml) und in einen Anschluss des Kanals gegeben wurden, sodass der Kanal vollständig befüllt war (10 µg/cm^2). Anschließend erfolgte Inkubation für 4 h bei RT. Die untere Kammer bestand aus einem Silicon-Ring (2,4 cm Innendurchmesser, 500 µm Höhe, Volumen 226 µl, Coating Fläche ca. 9 cm^2), der auf der gegenüberliegenden Seite von einem runden Deckglas begrenzt war. Zudem wurde die untere Kammer mit Kollagen beschichtet, wozu 100 µl Kollagenlösung (2 mg/ml) mit 400 µl DPBS verdünnt und die untere Kammer damit vollständig befüllt wurde (10 µg/cm^2). Anschließend erfolgte Inkubation für 3 h bei RT. Beide Kompartimente wurden 2mal mit DPBS gewaschen und anschließend mit Medium befüllt. Dabei ist es wichtig, dass Kanal und Anschlüsse immer vollständig mit Flüssigkeit gefüllt bleiben, um das Auftreten von Luftblasen im Kanal zu vermeiden. Medium und Schläuche wurden im Brutschrank vorgewärmt, um das Entstehen von Luftblasen zu verhindern.

Für das untere Kompartiment wurden $5x10^5$ Zellen/ml EGM-2 ($1x10^5$ Zellen/Kammer) (humane Fibroblasten) genutzt. Die Zellsuspension wurde in die untere Kammer gegeben (500 µl) und über Nacht im Brutschrank inkubiert. Die Anschlüsse wurden mit Schläuchen, die mit Verschlusskappen versehen waren, verschlossen. Für das obere Kompartiment wurden $5x10^6$ Zellen/ml EGM-2-Medium (P4) (HUVEC-Zellen) eingesetzt. Die Zellsuspension wurde in den Kanal gegeben (2x50 µl) und für ca. 10 min im Brutschrank inkubiert. Dann wurden erneut 50 µl Zellsuspension in den Kanal gefüllt, der Bioreaktor um 90° gedreht und wieder 10 min im Brutschrank inkubiert. Dies wurde zwei weitere Male wiederholt. Der

Bioreaktor wurde anschließend für ca. 3 h im Brutschrank inkubiert, um das Anwachsen der Zellen zu gewähr-leisten. In der Zwischenzeit wurde die ibidi-Pumpe aufgebaut und die Schläuche sowie Mediumreservoirs mit Medium befüllt und im Brutschrank aufbewahrt.

Zur besseren Versorgung der Zellen mit Medium wurde das Schlauchsystem mit Mediumreservoir an den Kanal angeschlossen und für eine weitere Stunde statisch kultiviert um Zellstress zu vermeiden. Das Anschließen der Schläuche an die Anschlüsse des Kanals sollte möglichst luftblasenfrei erfolgen.

Der Kanal wurde mit einer Geschwindigkeit von ca. 150 µl/min durchströmt, was einem Scherstress von ca. 5 dyn/cm^2 entspricht. Nach einer Stunde wurde die Geschwindigkeit auf 250 µl/min erhöht (-8 mbar, 10 dyn/cm^2), nach einer weiteren Stunde auf 400 µl/min (-10 mbar, ca. 20 dyn/cm^2). Mit dieser Geschwindigkeit wurde über 3 Tage durchströmt. Im Mediumreservoir der ibidi-Pump wurde schließlich mit der Liposomenlösung des liposomalen Drug Delivery Systems (Endkonzentrationen: PC Egg 0,13 mM, Doxorubicin-Transporter 1 µM, 2 nm SA-Au-NP 8 nM) inkubiert und der poröse Kanal erneut mit einer Geschwindigkeit von 400 µl/min durchströmt. Nach 48 h wurde die endotheliale Aufnahme sowie der transendotheliale Transport des liposomalen Drug Delivery Systems bzw. genauer des Doxorubicin-Transporters mit Hilfe konfokaler Fluoreszenzmikroskopie untersucht.

Mikroskopiedaten der Abbildungen

Abbildungen	Abbildung 88 und Abbildung 89
Mikroskop	Leica TCS SP5 Tandem (DM6000 Mikroskop)
Pinhole	1 Airy (111,5 µm)
Resolution	8 bit
Line Average	16
Format	1024 × 1024 pixels (200 Hz)
Objektiv	HCX PL APO CS 63.0x1.20 WATER UV
Laser	
364	15%
488 (Argon)	11,4%
Emission	
Bandwith PMT 1	411 – 453 nm
Bandwith PMT 2	555 – 721 nm

Abkürzungen

°C	Grad Celsius
ABC	ATP-binding cassette
abs.	absolut
a.u.	willkürliche Einheiten *(engl. arbitrary units)*
Ag-NP	Silbernanopartikel
Alloc	Allyloxycarbonyl
Au-NP	Goldnanopartikel
BCRP	breast cancer resistance protein
BMPH	*N*-β-Maleimidopropionsäurehydrazid TFA-Salz
bzw.	beziehungsweise
ca.	circa
CPP	zellpenetrierendes Peptid (*engl. cell penetrating peptide*)
CryoEM	Cryoelektronenmikroskop(ie)
d.h.	das heißt
DBU	1,8-Diazabicyclo[5.4.0]undec-7-en
DHB	2,5-Dihydroxybenzoesäure
DIC	*N,N'*-Diisopropylcarbondiimid
DIPEA	*N,N*-Diisopropylethylamin
DLS	Dynamische Lichtstreuung
DMEM	Dulbecco's Modified Eagle Medium
DMF	*N,N*-Dimethylformamid
DNA	Desoxyribonukleinsäure
DNA-Au-NP	DNA-beschichtete Goldnanopartikel
DPBS	Dulbecco's Phosphate Buffered Saline
DPPC	1,2-Dipalmitoyl-*sn*-glycero-3-phosphocholin
DTT	Dithiothreitol
EDC	*N*-(3-Dimethylaminopropyl)-*N'* -ethylcarbodiimid hydrochlorid
EDTA	Ethylendiamintetraessigsäure (*engl. Ethylenediaminetetraacetic acid)*
EM	Elektronenmikroskop(ie)
EPR	erhöhte Permeabilität und Retention (*engl. enhanced permeability and retention*)
Eq	Äquivalente
ESI-MS	Electrospray Ionisation-Massenspektrometrie
FKS	fötales Kälberserum
Gy	Gray
h	Stunde
$HAuCl_4$	Tetrachlorgoldsäure
$HAuCl_4*H_2O$	Tetrachlorgoldsäurehydrat
HeLa	humane Epithelzellen eines Zervixkarzinoms
HIV-TAT	humanes Immundefizienz-Virus Transaktivator der Transkription
HOBt	1-Hydroxybenzotriazol
HPLC	high pressure (performance) liquid chromatography
HUVEC	humane Gefäßendothelzellen (*engl. Human Umbilical Vein Endothelial Cells*)
Hz	Hertz
LUV	großes unilamellares Vesikel (*engl. large unilamellar vesicle*)
M	molar

MALDI	Matrix Assisted Laser Desorption Ionisation
MDR	Multidrug-Resistance
MeOH	Methanol
mg	Milligramm
min	Minute
ml	Milliliter
MLV	multilamellares Vesikel
mM	millimolar
mmol	Millimol
MS	Massenspektrometrie
MPP	mitochondriumpenetrierendes Peptid (*engl. mitochondria penetrating peptide*)
MPS	mononukleäres Phagozytensystem
MRP	Multridrug resistance protein
ms	Millisekunde
MTT	3-(4,5-Dimethylthiazol-2-yl)-2,5-diphenyltetrazoliumbromid
MWCO	Ausschlussgrenze (*engl. molecular weight cut off*)
MVL	multivesikuläres Liposom
$NaBH_4$	Natriumborhydrid
NaCl	Natriumchlorid
NHS	*N*-Hydroxysuccinimid
NLS	nukleäre Lokalisationssequenz
µl	Mikroliter
nm	Nanometer
nM	nanomolar
µM	mikromolar
NLS	nukleäre Lokalisationssequenz
NP	Nanopartikel
Ns	*ortho*-Nosyl
P-gp	P-glycoprotein
P/S	Penicillin/Streptomycin
PC Egg	Phosphatidylcholin aus Ei
PDGF	platelet derived growth factor
$Pd(PPh_3)_4$	Tetrakis(triphenylphosphin)palladium
PE	Überlebensrate (*engl. Plating Efficiency*)
Ph	Phenyl
PI	Propidiumiodid
PKS	Photonenkorrelationsspektroskopie
PNA	Peptid-Nukleinsäure (*engl. peptide nucleic acid*)
PSMA	Prostata-spezifisches Membran-Antigen
PTD	Protein-Transduktionsdomäne
QELS	Quasielastische Lichtstreuung
R8	Octaarginin
RES	retikuloendotheliales System
RT	Raumtemperatur
SA-Au-NP	Stearylamin-beschichtete Goldnanopartikel
siRNA	small interfering RNA
SF	relative Überlebensrate (*engl. Surviving Fraction*)

SUV	kleines unilamellares Vesikel (*engl. small unilamellar vesicle*)
ssDNA	Einzelstrang DNA (*engl. single strand DNA*)
TAA	tumorassoziiertes Antigen
TEM	Transmissionselektronenmikroskop(ie)
TFA	Trifluoressigsäure
TGF	transforming growth factor
THF	Tetrahydrofuran
TOF	time of flight
Tris	Tris(hydroxymethyl)-aminomethan
TSA	tumorspezifisches Antigen
UV	Ultraviolettstrahlung
V	Volt
VEGF	vascular endothelial growth factor
VIS	sichtbares Licht (*engl. visible light*)
W	Watt

Literatur

[1] M. Thöle, Ruprecht-Karls-Universität Heidelberg (Heidelberg), **2000**.

[2] G. Gregoriadis, A. T. Florence, *Drugs* **1993**, *45*, 15.

[3] U. Zangemeister-Wittke, *Pathobiology* **2005**, *72*, 279.

[4] V. P. Torchilin, *Eur J Pharm Sci* **2000**, *11 Suppl 2*, S81.

[5] P. Graf, M. Glatt, K. Brune, *Experientia* **1975**, *31*, 951.

[6] P. Graf, M. Glatt, K. Brune, *Naunyn Schmiedebergs Arch Pharmacol* **1975**, *287 Suppl*, R61.

[7] K. Brune, K. D. Rainsford, A. Schweitzer, *Br J Clin Pharmacol* **1980**, *10 Suppl 2*, 279S.

[8] L. Hu, in *Meeting Report*, Rutgers University School of Pharmacy, NJ, USA, Philadelphia, PA, USA, **2004**.

[9] T. Imai, *Drug Metab Pharmacokinet* **2011**, *26*, 307.

[10] A. A. Sinkula, S. H. Yalkowsky, *J Pharm Sci* **1975**, *64*, 181.

[11] A. Albert, *Nature* **1958**, *182*, 421.

[12] V. J. Stella, R. T. Borchardt, M. J. Hageman, R. Oliyai, H. Maag, J. W. Tilley, *Prodrugs Challenges and Rewards Part I, Vol. 5*, Springer Verlag, **2007**.

[13] T. E. Mansour, *Chemotherapeutic Targets in Parasites - Contemporary Strategies*, Cambridge University Press, New York, **2002**.

[14] R. Bron, A. Ortiz, J. Wilschut, *Biochemistry* **1994**, *33*, 9110.

[15] A. Chilkoti, M. R. Dreher, D. E. Meyer, *Adv Drug Deliv Rev* **2002**, *54*, 1093.

[16] A. Gonsho, K. Irie, H. Susaki, H. Iwasawa, S. Okuno, T. Sugawara, *Biol Pharm Bull* **1994**, *17*, 275.

[17] M. Nishikawa, A. Kamijo, T. Fujita, Y. Takakura, H. Sezaki, M. Hashida, *Pharm Res* **1993**, *10*, 1253.

[18] K. Suzuki, H. Susaki, S. Okuno, Y. Sugiyama, *J Pharmacol Exp Ther* **1999**, *288*, 57.

[19] V. Charbon, I. Latour, D. M. Lambert, P. Buc-Calderon, L. Neuvens, J. L. De Keyser, B. Gallez, *Pharm Res* **1996**, *13*, 27.

[20] R. J. Cristiano, L. C. Smith, M. A. Kay, B. R. Brinkley, S. L. Woo, *Proc Natl Acad Sci U S A* **1993**, *90*, 11548.

[21] N. Kasahara, A. M. Dozy, Y. W. Kan, *Science* **1994**, *266*, 1373.

[22] D. Goren, A. T. Horowitz, S. Zalipsky, M. C. Woodle, Y. Yarden, A. Gabizon, *Br J Cancer* **1996**, *74*, 1749.

[23] G. A. Koppel, *Bioconjug Chem* **1990**, *1*, 13.

[24] Y. V. Kovtun, C. A. Audette, Y. Ye, H. Xie, M. F. Ruberti, S. J. Phinney, B. A. Leece, T. Chittenden, W. A. Blattler, V. S. Goldmacher, *Cancer Res* **2006**, *66*, 3214.

[25] W. Mao, E. Luis, S. Ross, J. Silva, C. Tan, C. Crowley, C. Chui, G. Franz, P. Senter, H. Koeppen, P. Polakis, *Cancer Res* **2004**, *64*, 781.

[26] V. R. Muzykantov, E. S. Barnathan, E. N. Atochina, A. Kuo, S. M. Danilov, A. B. Fisher, *J Pharmacol Exp Ther* **1996**, *279*, 1026.

[27] R. V. J. Chari, *Accounts of Chemical Research* **2008**, *41*, 98.

[28] N. H. Bander, D. M. Nanus, M. I. Milowsky, L. Kostakoglu, S. Vallabahajosula, S. J. Goldsmith, *Semin Oncol* **2003**, *30*, 667.

[29] M. D. Henry, S. Wen, M. D. Silva, S. Chandra, M. Milton, P. J. Worland, *Cancer Res* **2004**, *64*, 7995.

[30] Y. Li, Z. Tian, S. M. Rizvi, N. H. Bander, B. J. Allen, *Prostate Cancer Prostatic Dis* **2002**, *5*, 36.

[31] U. Elsasser-Beile, P. Buhler, P. Wolf, *Curr Drug Targets* **2009**, *10*, 118.

[32] C. Palm-Apergi, P. Lonn, S. F. Dowdy, *Mol Ther* **2012**, *20*, 695.

[33] K. M. Stewart, K. L. Horton, S. O. Kelley, *Organic & Biomolecular Chemistry* **2008**, *6*, 2242.

[34] J. S. Wadia, S. F. Dowdy, *Curr Opin Biotechnol* **2002**, *13*, 52.

[35] S. R. Schwarze, S. F. Dowdy, *Trends Pharmacol Sci* **2000**, *21*, 45.

[36] S. Deshayes, M. C. Morris, G. Divita, F. Heitz, *Cell Mol Life Sci* **2005**, *62*, 1839.

[37] B. Allinquant, P. Hantraye, P. Mailleux, K. Moya, C. Bouillot, A. Prochiantz, *J Cell Biol* **1995**, *128*, 919.

[38] C. H. Tung, S. Mueller, R. Weissleder, *Bioorg Med Chem* **2002**, *10*, 3609.

[39] N. Kamei, M. Morishita, J. Ehara, K. Takayama, *J Control Release* **2008**, *131*, 94.

[40] A. Ziegler, *Adv Drug Deliv Rev* **2008**, *60*, 580.

[41] F. Madani, S. Lindberg, U. Langel, S. Futaki, A. Graslund, *J Biophys* **2011**, *2011*, 414729.

[42] M. Zorko, U. Langel, *Adv Drug Deliv Rev* **2005**, *57*, 529.

[43] M. Magzoub, A. Graslund, *Q Rev Biophys* **2004**, *37*, 147.

[44] V. P. Torchilin, *Biopolymers* **2008**, *90*, 604.

[45] V. Sebbage, *BioscienceHorizons* **2009**, *2*.

[46] T. Schroder, K. Schmitz, N. Niemeier, T. S. Balaban, H. F. Krug, U. Schepers, S. Brase, *Bioconjug Chem* **2007**, *18*, 342.

[47] M. Pooga, U. Soomets, M. Hallbrink, A. Valkna, K. Saar, K. Rezaei, U. Kahl, J. X. Hao, X. J. Xu, Z. Wiesenfeld-Hallin, T. Hokfelt, T. Bartfai, U. Langel, *Nat Biotechnol* **1998**, *16*, 857.

[48] M. P. Schutze-Redelmeier, H. Gournier, F. Garcia-Pons, M. Moussa, A. H. Joliot, M. Volovitch, A. Prochiantz, F. A. Lemonnier, *J Immunol* **1996**, *157*, 650.

[49] A. Elmquist, U. Langel, *Biol Chem* **2003**, *384*, 387.

[50] S. Console, C. Marty, C. Garcia-Echeverria, R. Schwendener, K. Ballmer-Hofer, *J Biol Chem* **2003**, *278*, 35109.

[51] K. L. Horton, K. M. Stewart, S. B. Fonseca, Q. Guo, S. O. Kelley, *Chem Biol* **2008**, *15*, 375.

[52] L. F. Yousif, K. M. Stewart, K. L. Horton, S. O. Kelley, *Chembiochem* **2009**, *10*, 2081.

[53] Y. Hayashi, J. Yamauchi, I. A. Khalil, K. Kajimoto, H. Akita, H. Harashima, *Int J Pharm* **2011**, *419*, 308.

[54] T. Kanazawa, H. Taki, K. Tanaka, Y. Takashima, H. Okada, *Pharm Res* **2011**, *28*, 2130.

[55] R. N. Zuckermann, T. Kodadek, *Curr Opin Mol Ther* **2009**, *11*, 299.

[56] K. Schmitz, Rheinischen Friedrich-Wilhelms-Universität Bonn (Bonn), **2005**.

[57] N. Nekhotiaeva, A. Elmquist, G. K. Rajarao, M. Hallbrink, U. Langel, L. Good, *FASEB J* **2004**, *18*, 394.

[58] F. Hahn, U. Schepers, *J Comb Chem* **2008**, *10*, 267.

[59] F. Hahn, U. Schepers, *Synlett* **2009**, 2755.

[60] G. M. Figliozzi, R. Goldsmith, S. C. Ng, S. C. Banville, R. N. Zuckermann, *Methods Enzymol* **1996**, *267*, 437.

[61] T. Schroder, N. Niemeier, S. Afonin, A. S. Ulrich, H. F. Krug, S. Brase, *J Med Chem* **2008**, *51*, 376.

[62] P. A. Wender, D. J. Mitchell, K. Pattabiraman, E. T. Pelkey, L. Steinman, J. B. Rothbard, *Proc Natl Acad Sci U S A* **2000**, *97*, 13003.

[63] I. Peretto, R. M. Sanchez-Martin, X. H. Wang, J. Ellard, S. Mittoo, M. Bradley, *Chem Commun (Camb)* **2003**, 2312.

[64] R. N. Zuckermann, E. J. Martin, D. C. Spellmeyer, G. B. Stauber, K. R. Shoemaker, J. M. Kerr, G. M. Figliozzi, D. A. Goff, M. A. Siani, R. J. Simon, et al., *J Med Chem* **1994**, *37*, 2678.
[65] H. Mollet, A. Grubenmann, *Formulierungstechnik, Emulsionen, Suspensionen, Feste Formen*, Wiley-VCH Verlag, Weinheim, **1999**.
[66] F. Hahn, K. Schmitz, T. S. Balaban, S. Brase, U. Schepers, *ChemMedChem* **2008**, *3*, 1185.
[67] P. A. Wender, W. C. Galliher, E. A. Goun, L. R. Jones, T. H. Pillow, *Adv Drug Deliv Rev* **2008**, *60*, 452.
[68] P. A. Wender, T. C. Jessop, K. Pattabiraman, E. T. Pelkey, C. L. VanDeusen, *Org Lett* **2001**, *3*, 3229.
[69] S. Flock, C. Houssier, *J Biomol Struct Dyn* **1997**, *15*, 53.
[70] V. A. Bloomfield, *Biopolymers* **1991**, *31*, 1471.
[71] F. Hahn, K. Mullen, U. Schepers, *Synlett* **2008**, 2785.
[72] I. S. Blagbrough, A. J. Geall, S. A. David, *Bioorg Med Chem Lett* **2000**, *10*, 1959.
[73] O. A. Ahmed, N. Adjimatera, C. Pourzand, I. S. Blagbrough, *Pharm Res* **2005**, *22*, 972.
[74] S. Xie, J. Wang, Y. Zhang, C. Wang, *Expert Opin Drug Deliv* **2010**, *7*, 1049.
[75] Z. Y. Tian, S. Q. Xie, Z. H. Mei, J. Zhao, W. Y. Gao, C. J. Wang, *Org Biomol Chem* **2009**, *7*, 4651.
[76] L. W. Seymour, D. R. Ferry, D. Anderson, S. Hesslewood, P. J. Julyan, R. Poyner, J. Doran, A. M. Young, S. Burtles, D. J. Kerr, *J Clin Oncol* **2002**, *20*, 1668.
[77] P. M. Friden, L. R. Walus, G. F. Musso, M. A. Taylor, B. Malfroy, R. M. Starzyk, *Proc Natl Acad Sci U S A* **1991**, *88*, 4771.
[78] B. J. Hughes, S. Kennel, R. Lee, L. Huang, *Cancer Res* **1989**, *49*, 6214.
[79] M. J. Vicent, R. Duncan, *Trends Biotechnol* **2006**, *24*, 39.
[80] T. Kato, R. Nemoto, H. Mori, R. Abe, K. Unno, A. Goto, H. Murota, M. Harada, M. Homma, *Appl Biochem Biotechnol* **1984**, *10*, 199.
[81] M. N. Singh, K. S. Hemant, M. Ram, H. G. Shivakumar, *Res Pharm Sci* **2010**, *5*, 65.
[82] B. Zebli, A. S. Susha, G. B. Sukhorukov, A. L. Rogach, W. J. Parak, *Langmuir* **2005**, *21*, 4262.
[83] M. J. Wozniak, P. Wozniakb, M. Bystrzejewskic, S. Cudzilod, A. Huczkoc, P. Jelenb, W. Kaszuwaraa, J. A. Kozubowskia, H. Langec, M. Leonowicza, M. Lewandowska-Szumielb, *Journal of Alloys and Compounds* **2006**, *423* 87.
[84] K. Ajima, M. Yudasaka, T. Murakami, A. Maigne, K. Shiba, S. Iijima, *Mol Pharm* **2005**, *2*, 475.
[85] Z. Liu, K. Chen, C. Davis, S. Sherlock, Q. Cao, X. Chen, H. Dai, *Cancer Res* **2008**, *68*, 6652.
[86] Z. Liu, S. Tabakman, K. Welsher, H. Dai, *Nano Res* **2009**, *2*, 85.
[87] M. Prato, K. Kostarelos, A. Bianco, *Acc Chem Res* **2008**, *41*, 60.
[88] S. J. Son, J. Reichel, B. He, M. Schuchman, S. B. Lee, *J Am Chem Soc* **2005**, *127*, 7316.
[89] A. V. Kabanov, V. Y. Alakhov, *Crit Rev Ther Drug Carrier Syst* **2002**, *19*, 1.
[90] K. Kataoka, A. Harada, Y. Nagasaki, *Adv Drug Deliv Rev* **2001**, *47*, 113.
[91] A. Rosler, G. W. Vandermeulen, H. A. Klok, *Adv Drug Deliv Rev* **2001**, *53*, 95.
[92] G. Gaucher, M. H. Dufresne, V. P. Sant, N. Kang, D. Maysinger, J. C. Leroux, *J Control Release* **2005**, *109*, 169.
[93] S. Amin, S. Rajabnezhad, K. Kohli, *Scientific Research and Essay* **2009**, *3*, 1175.
[94] M. Jones, J. Leroux, *Eur J Pharm Biopharm* **1999**, *48*, 101.

[95] A. V. Kabanov, V. P. Chekhonin, V. Alakhov, E. V. Batrakova, A. S. Lebedev, N. S. Melik-Nubarov, S. A. Arzhakov, A. V. Levashov, G. V. Morozov, E. S. Severin, et al., *FEBS Lett* **1989**, *258*, 343.

[96] A. Chonn, P. R. Cullis, *Curr Opin Biotechnol* **1995**, *6*, 698.

[97] D. J. Crommelin, G. W. Bos, G. Storm, *Business Briefing, Pharmatech* **2003**, 209

[98] D. D. Lasic, D. Papahadjopoulos, *Science* **1995**, *267*, 1275.

[99] A. Lowery, H. Onishko, D. E. Hallahan, Z. Han, *J Control Release* **2011**, *150*, 117.

[100] M. Riaz, *Pak J Pharm Sci* **1995**, *8*, 69.

[101] A. Ulrich, *Bioscience Reports* **2002**, *22*, 129.

[102] R. Schmidt, Ludwig-Maximilians-Universität München (München), **2011**.

[103] G. Schubert, *Emulgiertechnik*, Behr's Verlag, Hamburg, **2005**.

[104] S. B. Kaye, V. J. Richardson, *Cancer Chemother Pharmacol* **1979**, *3*, 81.

[105] G. Storm, D. J. A. Crommelin, *Pharmaceutical Science & Technology Today* **1998**, *1*, 19.

[106] G. Gregoriadis, B. McCormack, M. Obrenovic, R. Saffie, B. Zadi, Y. Perrie, *Methods* **1999**, *19*, 156.

[107] B. L. Guo, J. F. Yuan, Q. Y. Gao, *Journal of Materials Science-Materials in Medicine* **2007**, *18*, 753.

[108] K. C. Gupta, M. N. Ravi Kumar, *J Mater Sci Mater Med* **2001**, *12*, 753.

[109] J. Kost, K. Leong, R. Langer, *Proc Natl Acad Sci U S A* **1989**, *86*, 7663.

[110] S. Miyazaki, C. Yokouchi, M. Takada, *J Pharm Pharmacol* **1988**, *40*, 716.

[111] M. Saravanan, K. Bhaskar, G. Maharajan, K. S. Pillai, *Int J Pharm* **2004**, *283*, 71.

[112] M. W. Roomi, A. Niedzwiecki, M. Rath, MR Publishing B. V., **2005**.

[113] R. W. Ruddon, *Cancer Biology*, Oxford University Press, Inc., New York, **2001**.

[114] B. Alberts, A. Johnson, J. Lewis, M. Raff, K. Roberts, K. Walter, *Molecular Biology of the Cell*, Garland Science, **2002**.

[115] H. Schneemann, *Angewandte Arzneimitteltherapie: klinisch-pharmazeutische Betreuung in Fallbeispielen*, Springer Verlag, Berlin, Heidelberg, **2001**.

[116] D.-K. Böker, H.-D. Mennel, D. Hermanek, C. W. Spraul, *Klassifikation maligner Tumoren des ZNS und der Augen*, Springer Verlag, Berlin, **2002**.

[117] A. H. Ko, M. Dollinger, E. H. Rosenbaum, *Everyone's Guide to Cancer Therapy, How Cancer is Diagnosed, Treated, and Managed Day to Day*, AndrewsMcMeel Publishing, Kansas City, **2008**.

[118] J. Koolman, J. Koolman, K. H. Roehm, *Color Atlas of Biochemistry*, Thieme Medical Publishers, **2004**.

[119] M. Liscovitch, Y. Lavie, *IDrugs* **2002**, *5*, 349.

[120] M. M. Gottesman, *Cancer Res* **1993**, *53*, 747.

[121] G. Szakacs, J. K. Paterson, J. A. Ludwig, C. Booth-Genthe, M. M. Gottesman, *Nat Rev Drug Discov* **2006**, *5*, 219.

[122] M. F. Ullah, *Asian Pac J Cancer Prev* **2008**, *9*, 1.

[123] J. Carl, *J Natl Cancer Inst* **1989**, *81*, 1631.

[124] A. Boumendjel, J. Boutonnat, J. Robert, *ABC Transporters and Multidrug Resistance*, John Wiley & Sons, Inc., Hoboken, **2009**.

[125] P. F. Juranka, R. L. Zastawny, V. Ling, *FASEB J* **1989**, *3*, 2583.

[126] J. Pallares-Trujillo, F. J. Lopez-Soriano, J. M. Argiles, *Int J Oncol* **2000**, *16*, 783.

[127] L. Bao, A. Haque, K. Jackson, S. Hazari, K. Moroz, R. Jetly, S. Dash, *Am J Pathol* **2011**, *178*, 838.

[128] E. Mechetner, A. Kyshtoobayeva, S. Zonis, H. Kim, R. Stroup, R. Garcia, R. J. Parker, J. P. Fruehauf, *Clin Cancer Res* **1998**, *4*, 389.

[129] M. M. Gottesman, C. A. Hrycyna, P. V. Schoenlein, U. A. Germann, I. Pastan, *Annu Rev Genet* **1995**, *29*, 607.

[130] D. R. Hipfner, R. G. Deeley, S. P. Cole, *Biochim Biophys Acta* **1999**, *1461*, 359.

[131] L. S. Rittmann-Grauer, M. A. Yong, V. Sanders, D. G. Mackensen, *Cancer Res* **1992**, *52*, 1810.

[132] J. M. Ford, W. N. Hait, *Pharmacol Rev* **1990**, *42*, 155.

[133] J. R. Riordan, K. Deuchars, N. Kartner, N. Alon, J. Trent, V. Ling, *Nature* **1985**, *316*, 817.

[134] M. Dean, Y. Hamon, G. Chimini, *J Lipid Res* **2001**, *42*, 1007.

[135] P. Borst, R. Evers, M. Kool, J. Wijnholds, *J Natl Cancer Inst* **2000**, *92*, 1295.

[136] L. A. Doyle, W. Yang, L. V. Abruzzo, T. Krogmann, Y. Gao, A. K. Rishi, D. D. Ross, *Proc Natl Acad Sci U S A* **1998**, *95*, 15665.

[137] M. J. Chiquero, J. M. Perez-Victoria, F. O'Valle, J. M. Gonzalez-Ros, R. G. del Moral, J. A. Ferragut, S. Castanys, F. Gamarro, *Biochem Pharmacol* **1998**, *55*, 131.

[138] V. Gerard, B. Rouzaire-Dubois, P. Dilda, J. M. Dubois, *J Exp Biol* **1998**, *201*, 21.

[139] F. H. Igney, P. H. Krammer, *Nat Rev Cancer* **2002**, *2*, 277.

[140] Y. Pommier, O. Sordet, S. Antony, R. L. Hayward, K. W. Kohn, *Oncogene* **2004**, *23*, 2934.

[141] R. W. Johnstone, A. A. Ruefli, S. W. Lowe, *Cell* **2002**, *108*, 153.

[142] P. Depeille, P. Cuq, S. Mary, I. Passagne, A. Evrard, D. Cupissol, L. Vian, *Mol Pharmacol* **2004**, *65*, 897.

[143] M. J. Welters, A. M. Fichtinger-Schepman, R. A. Baan, M. J. Flens, R. J. Scheper, B. J. Braakhuis, *Br J Cancer* **1998**, *77*, 556.

[144] S. Yakar, D. Leroith, P. Brodt, *Cytokine Growth Factor Rev* **2005**, *16*, 407.

[145] D. A. Loblaw, K. S. Virgo, R. Nam, M. R. Somerfield, E. Ben-Josef, D. S. Mendelson, R. Middleton, S. A. Sharp, T. J. Smith, J. Talcott, M. Taplin, N. J. Vogelzang, J. L. Wade, 3rd, C. L. Bennett, H. I. Scher, *J Clin Oncol* **2007**, *25*, 1596.

[146] A. MacDonald, F. K. Habib, *Br J Cancer* **1992**, *65*, 177.

[147] W. Jonat, M. Gnant, F. Boccardo, M. Kaufmann, A. Rubagotti, I. Zuna, M. Greenwood, R. Jakesz, *Lancet Oncol* **2006**, *7*, 991.

[148] G. W. Sledge, Jr., P. Hu, G. Falkson, D. Tormey, M. Abeloff, *J Clin Oncol* **2000**, *18*, 262.

[149] J. T. Isaacs, W. D. Heston, R. M. Weissman, D. S. Coffey, *Cancer Res* **1978**, *38*, 4353.

[150] G. Irmey, A.-L. Jordan, *110 wirksame Behandlungsmöglichkeiten bei Krebs*, Karl F. Haug Verlag, Stuttgart, **2001**.

[151] R. Schwarz, S. Singer, *Einführung psychosoziale Onkologie*, Ernst Reinhardt GmbH & Co. KG Verlag, München, **2008**.

[152] U. Rüther, C. Nunnensiek, H.-J. Schmoll, *Secondary Neoplasias following Chemotherapy, Radiotherapy, and Immunosuppression*, S. Karger GmbH, Freiburg, **2000**.

[153] C. Huber, H.-G. Rammensee, T. Wölfel, C. M. Britten, *Krebsimmuntherapien, Standards und Innovationen*, Deutscher Ärzte-Verlag GmbH, Köln, **2008**.

[154] J. R. Siewert, M. Rothmund, V. Schumpelick, *Onkologische Chirurgie*, Springer-Verlag GmbH, Heidelberg, **2010**.

[155] M. Wannenmacher, J. Debus, F. Wenz, *Strahlentherapie*, Springer-Verlag GmbH, Berlin, Heidelberg, **2006**.

[156] J. F. Hainfeld, F. A. Dilmanian, D. N. Slatkin, H. M. Smilowitz, *Journal of Pharmacy and Pharmacology* **2008**, *60*, 977.

[157] J. F. Hainfeld, F. A. Dilmanian, Z. Zhong, D. N. Slatkin, J. A. Kalef-Ezra, H. M. Smilowitz, *Physics in Medicine and Biology* **2010**, *55*, 3045.

[158] P. Wardman, *Clin Oncol (R Coll Radiol)* **2007**, *19*, 397.

[159] P. Wardman, *Strahlentherapie Sonderb* **1978**, *75*, 20.

[160] D. Nori, J. M. Cain, B. S. Hilaris, W. B. Jones, J. L. Lewis, Jr., *Gynecol Oncol* **1983**, *16*, 117.

[161] A. Sulkowska, B. Lubas, T. Wilczok, *Int J Radiat Biol Relat Stud Phys Chem Med* **1984**, *46*, 169.

[162] K. Kobayashi, N. Usami, E. Porcel, S. Lacombe, C. Le Sech, *Mutat Res* **2010**, *704*, 123.

[163] K. Kobayashi, N. Usami, I. Sasaki, H. Frohlich, C. Le Sech, *Nuclear Instruments & Methods in Physics Research Section B-Beam Interactions with Materials and Atoms* **2003**, *199*, 348.

[164] W. Ngwa, G. M. Makrigiorgos, R. I. Berbeco, *Med Phys* **2011**, *39*, 392.

[165] M. Y. Chang, A. L. Shiau, Y. H. Chen, C. J. Chang, H. H. W. Chen, C. L. Wu, *Cancer Science* **2008**, *99*, 1479.

[166] S. H. Cho, B. L. Jones, S. Krishnan, *Phys Med Biol* **2009**, *54*, 4889.

[167] E. A. Foley, J. D. Carter, F. Shan, T. Guo, *Chemical Communications* **2005**, 3192.

[168] T. Kong, J. Zeng, X. P. Wang, X. Y. Yang, J. Yang, S. McQuarrie, A. McEwan, W. Roa, J. Chen, J. Z. Xing, *Small* **2008**, *4*, 1537.

[169] S. J. McMahon, W. B. Hyland, M. F. Muir, J. A. Coulter, S. Jain, K. T. Butterworth, G. Schettino, G. R. Dickson, A. R. Hounsell, J. M. O'Sullivan, K. M. Prise, D. G. Hirst, F. J. Currell, *Sci Rep* **2011**, *1*, 18.

[170] D. E. Charlton, J. Booz, *Radiat Res* **1981**, *87*, 10.

[171] C. Sonntag, Taylor & Francis, **1987**.

[172] N. P. Praetorius, T. K. Mandal, *Recent Pat Drug Deliv Formul* **2007**, *1*, 37.

[173] J. F. Hainfeld, D. N. Slatkin, H. M. Smilowitz, *Phys Med Biol* **2004**, *49*, N309.

[174] T. D. Wagner, G. Y. Yang, *Current Drug Targets* **2010**, *11*, 67.

[175] S. Purushotham, R. V. Ramanujan, *Acta Biomater*, *6*, 502.

[176] A. J. Cole, V. C. Yang, A. E. David, *Trends in Biotechnology* **2011**, *29*, 323.

[177] E. Kita, T. Oda, T. Kayano, S. Sato, M. Minagawa, H. Yanagihara, M. Kishimoto, C. Mitsumata, S. Hashimoto, K. Yamada, N. Ohkohchi, *Journal of Physics D: Applied Physics* **2010**, *43*

[178] U. Gneveckow, A. Jordan, R. Scholz, V. Bruss, N. Waldofner, J. Ricke, A. Feussner, B. Hildebrandt, B. Rau, P. Wust, *Med Phys* **2004**, *31*, 1444.

[179] A. Jordan, R. Scholz, P. Wust, H. Schirra, T. Schiestel, H. Schmidt, R. Felix, *J. Magn. Magn. Mater* **1999**, *194* 185.

[180] R. Hergt, S. Dutz, R. Müller, M. Zeisberger, *JOURNAL OF PHYSICS: CONDENSED MATTER* **2006**, *18*, 2919.

[181] A. Jordan, R. Scholz, K. Maier-Hauff, F. K. van Landeghem, N. Waldoefner, U. Teichgraeber, J. Pinkernelle, H. Bruhn, F. Neumann, B. Thiesen, A. von Deimling, R. Felix, *J Neurooncol* **2006**, *78*, 7.

[182] P. Wust, U. Gneveckow, M. Johannsen, D. Bohmer, T. Henkel, F. Kahmann, J. Sehouli, R. Felix, J. Ricke, A. Jordan, *Int J Hyperthermia* **2006**, *22*, 673.

[183] M. Johannsen, B. Thiesen, A. Jordan, K. Taymoorian, U. Gneveckow, N. Waldofner, R. Scholz, M. Koch, M. Lein, K. Jung, S. A. Loening, *Prostate* **2005**, *64*, 283.

[184] A. Jordan, *Onkologe* **2001**, *7*, 1073.

[185] I. Hilger, W. Andra, R. Hergt, R. Hiergeist, W. A. Kaiser, *Rofo-Fortschritte Auf Dem Gebiet Der Rontgenstrahlen Und Der Bildgebenden Verfahren* **2005**, *177*, 507.
[186] R. K. Jain, *Cancer Metastasis Rev* **1987**, *6*, 559.
[187] F. Kratz, P. Senter, H. Steinhagen, *Vol. 1*, Wiley-VCH Verlag & Co. KGaA, **2012**.
[188] H. Maeda, J. Wu, T. Sawa, Y. Matsumura, K. Hori, *Journal of Controlled Release* **2000**, *65*, 271.
[189] Y. Matsumura, M. Kimura, T. Yamamoto, H. Maeda, *Jpn J Cancer Res* **1988**, *79*, 1327.
[190] Y. Cao, R. Cao, E. M. Hedlund, *J Mol Med (Berl)* **2008**, *86*, 785.
[191] A. John, G. Tuszynski, *Pathol Oncol Res* **2001**, *7*, 14.
[192] R. T. Aimes, A. Zijlstra, J. D. Hooper, S. M. Ogbourne, M. L. Sit, S. Fuchs, D. C. Gotley, J. P. Quigley, T. M. Antalis, *Thromb Haemost* **2003**, *89*, 561.
[193] M. S. Pepper, *Cytokine Growth Factor Rev* **1997**, *8*, 21.
[194] L. A. van Meeteren, M. J. Goumans, P. ten Dijke, *Curr Pharm Biotechnol* **2011**, *12*, 2108.
[195] M. Schmitt, A. Horbach, R. Kubitz, A. Frilling, D. Haussinger, *J Hepatol* **2004**, *41*, 274.
[196] P. P. Adiseshaiah, J. B. Hall, S. E. McNeil, *Wiley Interdiscip Rev Nanomed Nanobiotechnol* **2009**, *2*, 99.
[197] Y. Noguchi, J. Wu, R. Duncan, J. Strohalm, K. Ulbrich, T. Akaike, H. Maeda, *Jpn J Cancer Res* **1998**, *89*, 307.
[198] V. Torchilin, *Adv Drug Deliv Rev* **2011**, *63*, 131.
[199] F. Kratz, I. A. Muller, C. Ryppa, A. Warnecke, *ChemMedChem* **2008**, *3*, 20.
[200] D. C. Drummond, O. Meyer, K. Hong, D. B. Kirpotin, D. Papahadjopoulos, *Pharmacol Rev* **1999**, *51*, 691.
[201] L. W. Seymour, *Crit Rev Ther Drug Carrier Syst* **1992**, *9*, 135.
[202] F. Yuan, M. Dellian, D. Fukumura, M. Leunig, D. A. Berk, V. P. Torchilin, R. K. Jain, *Cancer Res* **1995**, *55*, 3752.
[203] S. K. Hobbs, W. L. Monsky, F. Yuan, W. G. Roberts, L. Griffith, V. P. Torchilin, R. K. Jain, *Proc Natl Acad Sci U S A* **1998**, *95*, 4607.
[204] S. H. Jang, M. G. Wientjes, D. Lu, J. L. Au, *Pharm Res* **2003**, *20*, 1337.
[205] H. Harashima, K. Sakata, K. Funato, H. Kiwada, *Pharm Res* **1994**, *11*, 402.
[206] A. Raz, C. Bucana, W. E. Fogler, G. Poste, I. J. Fidler, *Cancer Res* **1981**, *41*, 487.
[207] I. Avanti Polar Lipids © Avanti Polar Lipids © , Inc, **2012**.
[208] H.-D. Dörfler, *Grenzflächen und kolloid-disperse Systeme, Physik und Chemie*, Springer Verlag, Berlin, **2002**.
[209] S. Sepeur, N. Laryea, S. Goedicke, F. Gross, *Nanotechnologie: Grundlagen und Anwendungen*, Vincentz Network, Hannover, **2008**.
[210] H. Stegemeyer, *Lyotrope Flüssigkristalle. Grundlagen - Entwicklung - Anwendung*, Steinkopff Verlag, Darmstadt, **1999**.
[211] K. Fischinger, Universität Wien (Wien), **2009**.
[212] D. Lasic, *Angew Chem* **1994**, *106*, 1765
[213] M. Grit, D. J. Crommelin, *Chem Phys Lipids* **1993**, *64*, 3.
[214] R. R. C. New, Oxford University Press, **1990**.
[215] M. Grit, D. J. Crommelin, *Biochim Biophys Acta* **1993**, *1167*, 49.
[216] M. Grit, N. J. Zuidam, W. J. Underberg, D. J. Crommelin, *J Pharm Pharmacol* **1993**, *45*, 490.
[217] J. A. Zhang, J. Pawelchak, *Eur J Pharm Biopharm* **2000**, *50*, 357.
[218] M. Grit, W. J. Underberg, D. J. Crommelin, *J Pharm Sci* **1993**, *82*, 362.
[219] G. Gregoriadis, *Vol. 3*, CRC Press Inc., **1984**.

[220] J. M. Kremer, M. M. Kops-Werkhoven, C. Pathmamanoharan, O. L. Gijzeman, P. H. Wiersema, *Biochim Biophys Acta* **1977**, *471*, 177.
[221] J. M. Kremer, P. H. Wiersema, *Biochim Biophys Acta* **1977**, *471*, 348.
[222] D. W. Deamer, J. Bramhall, *Chem Phys Lipids* **1986**, *40*, 167.
[223] D. Lichtenberg, Y. Barenholz, *Methods Biochem Anal* **1988**, *33*, 337.
[224] H. G. Schlegel, G. Fuchs, *Allgemeine Mikrobiologie*, Thieme Verlag, Stuttgart, **2006**.
[225] H. Störmer, *Transmissionselektronenmikroskopische Untersuchung zur Klärung des Kristallisationsverhaltens Polymer-abgeleiteter SiCN-Keramiken*, Herbert Utz Verlag, München, **2001**.
[226] T. Wenisch, *Kurzlehrbuch Physik, Chemie, Biologie*, Elsevier Verlag, München, **2009**.
[227] G. H. Michler, W. Lebek, W. Galetzka, *Ultramikrotomie in der Materialforschung*, Hanser Fachbuchverlag, **2004**.
[228] G. D. Bothun, A. Lelis, Y. Chen, K. Scully, L. E. Anderson, M. A. Stoner, *Nanomedicine* **2011**, *7*, 797.
[229] J. Dubochet, M. Adrian, J. Lepault, A. W. Mcdowall, *Trends in Biochemical Sciences* **1985**, *10*, 143.
[230] I. Erk, H. Delacroix, G. Nicolas, J. L. Ranck, J. Lepault, *J Electron Microsc Tech* **1991**, *18*, 406.
[231] L. Paasonen, T. Sipila, A. Subrizi, P. Laurinmaki, S. J. Butcher, M. Rappolt, A. Yaghmur, A. Urtti, M. Yliperttula, *J Control Release* **2010**, *147*, 136.
[232] P. Chetanachan, P. Akarachalanon, D. Worawirunwong, P. Dararutana, A. Bangtrakulnonth, M. Bunjop, S. Kongmuang, *Smart Materials* **2008**, *55-57*, 709.
[233] B. L. Mui, P. R. Cullis, E. A. Evans, T. D. Madden, *Biophys J* **1993**, *64*, 443.
[234] M. C. Schmidtgen, M. Drechsler, J. Lasch, R. Schubert, *J Microsc* **1998**, *191*, 177.
[235] P. K. Vinson, Y. Talmon, A. Walter, *Biophys J* **1989**, *56*, 669.
[236] E. Forssen, M. Willis, *Advanced Drug Delivery Reviews* **1998**, *29*, 249.
[237] E. Mastrobattista, G. A. Koning, G. Storm, *Adv Drug Deliv Rev* **1999**, *40*, 103.
[238] R. M. Schiffelers, G. A. Koning, T. L. ten Hagen, M. H. Fens, A. J. Schraa, A. P. Janssen, R. J. Kok, G. Molema, G. Storm, *J Control Release* **2003**, *91*, 115.
[239] C. Marty, C. Meylan, H. Schott, K. Ballmer-Hofer, R. A. Schwendener, *Cell Mol Life Sci* **2004**, *61*, 1785.
[240] A. Martschik, R., Charité - Universitätsmedizin Berlin (Berlin), **2010**.
[241] A. A. Garcia, R. A. Kempf, M. Rogers, F. M. Muggia, *Ann Oncol* **1998**, *9*, 1131.
[242] J. A. Ellerhorst, A. Bedikian, S. Ring, A. C. Buzaid, O. Eton, S. S. Legha, *Oncol Rep* **1999**, *6*, 1097.
[243] Y. Matsumura, M. Gotoh, K. Muro, Y. Yamada, K. Shirao, Y. Shimada, M. Okuwa, S. Matsumoto, Y. Miyata, H. Ohkura, K. Chin, S. Baba, T. Yamao, A. Kannami, Y. Takamatsu, K. Ito, K. Takahashi, *Ann Oncol* **2004**, *15*, 517.
[244] F. Hahn, Rheinischen Friedrich-Wilhelms-Universität Bonn (Bonn), **2008**.
[245] K. A. Hahn, K. P. Freeman, M. A. Barnhill, E. L. Stephen, *J Am Vet Med Assoc* **1999**, *214*, 1023.
[246] J. A. MacKay, M. Chen, J. R. McDaniel, W. Liu, A. J. Simnick, A. Chilkoti, *Nat Mater* **2009**, *8*, 993.
[247] L. Bildstein, C. Dubernet, P. Couvreur, *Adv Drug Deliv Rev* **2011**, *63*, 3.
[248] T. Kroner, A. Margulies, C. Taverna, *Medikamente in der Tumortherapie, Handbuch für die Pflegepraxis*, Springer-Verlag GmbH, Berlin, Heidelberg, New York, **2009**.
[249] D. D. Lasic, *Trends Biotechnol* **1998**, *16*, 307.
[250] G. Jeschke, Universität Konstanz (Konstanz), **2008**.

[251] T. Dewa, T. Asai, Y. Tsunoda, K. Kato, D. Baba, M. Uchida, A. Sumino, K. Niwata, T. Umemoto, K. Iida, N. Oku, M. Nango, *Bioconjug Chem* **2010**, *21*, 844.
[252] D. A. Feakes, K. Shelly, M. F. Hawthorne, *Proc Natl Acad Sci U S A* **1995**, *92*, 1367.
[253] W. Rubas, A. Supersaxo, H. G. Weder, H. R. Hartmann, H. Hengartner, H. Schott, R. Schwendener, *Int J Cancer* **1986**, *37*, 149.
[254] C. C. Berry, A. S. G. Curtis, *Journal of Physics D-Applied Physics* **2003**, *36*, R198.
[255] K. K. Sandhu, C. M. McIntosh, J. M. Simard, S. W. Smith, V. M. Rotello, *Bioconjug Chem* **2002**, *13*, 3.
[256] M. Thomas, A. M. Klibanov, *Proc Natl Acad Sci U S A* **2003**, *100*, 9138.
[257] P. S. Ghosh, C. K. Kim, G. Han, N. S. Forbes, V. M. Rotello, *ACS Nano* **2008**, *2*, 2213.
[258] E. Oh, K. Susumu, R. Goswami, H. Mattoussi, *Langmuir* **2010**, *26*, 7604.
[259] J. J. Storhoff, R. Elghanian, R. C. Mucic, C. A. Mirkin, R. L. Letsinger, *Journal of the American Chemical Society* **1998**, *120*, 1959.
[260] S. H. Park, S. G. Oh, J. Y. Mun, S. S. Han, *Colloids Surf B Biointerfaces* **2006**, *48*, 112.
[261] D. B. Chithrani, M. Dunne, J. Stewart, C. Allen, D. A. Jaffray, *Nanomedicine-Nanotechnology Biology and Medicine* **2010**, *6*, 161.
[262] S. H. Park, S. G. Oh, J. Y. Mun, S. S. Han, *Colloids Surf B Biointerfaces* **2005**, *44*, 117.
[263] L. Paasonen, T. Laaksonen, C. Johans, M. Yliperttula, K. Kontturi, A. Urtti, *J Control Release* **2007**, *122*, 86.
[264] P. Nativo, I. A. Prior, M. Brust, *ACS Nano* **2008**, *2*, 1639.
[265] J. F. Hainfeld, F. R. Furuya, R. D. Powell, *J Struct Biol* **1999**, *127*, 152.
[266] A. McDonald, S. Fogarty, I. Leclerc, E. V. Hill, D. G. Hardie, G. A. Rutter, *Islets* **2009**, *1*, 198.
[267] P. Müller, Ruprecht - Karls - Universität (Heidelberg), **2011**.
[268] M. Nikon, Nikon Instruments Europe B.V., **2012**.
[269] B. D. Chithrani, W. C. Chan, *Nano Lett* **2007**, *7*, 1542.
[270] B. D. Chithrani, A. A. Ghazani, W. C. Chan, *Nano Lett* **2006**, *6*, 662.
[271] E. E. Connor, J. Mwamuka, A. Gole, C. J. Murphy, M. D. Wyatt, *Small* **2005**, *1*, 325.
[272] S. Fertsch, Ludwig-Maximilians-Universität (München), **2008**.
[273] L. Shang, N. Azadfar, F. Stockmar, W. Send, V. Trouillet, M. Bruns, D. Gerthsen, G. U. Nienhaus, *Small* **2011**, *7*, 2614.
[274] L. Shang, S. Dong, *Chem Commun (Camb)* **2011**, 1088.
[275] L. Shang, L. Yang, F. Stockmar, R. Popescu, V. Trouillet, M. Bruns, D. Gerthsen, G. U. Nienhaus, *Nanoscale* **2012**.
[276] I. Lynch, K. A. Dawson, S. Linse, *Sci STKE* **2006**, *2006*, pe14.
[277] M. Geiser, B. Rothen-Rutishauser, N. Kapp, S. Schurch, W. Kreyling, H. Schulz, M. Semmler, V. Im Hof, J. Heyder, P. Gehr, *Environ Health Perspect* **2005**, *113*, 1555.
[278] H. Y. Nam, S. M. Kwon, H. Chung, S. Y. Lee, S. H. Kwon, H. Jeon, Y. Kim, J. H. Park, J. Kim, S. Her, Y. K. Oh, I. C. Kwon, K. Kim, S. Y. Jeong, *J Control Release* **2009**, *135*, 259.
[279] L. Calzolai, F. Franchini, D. Gilliland, F. Rossi, *Nano Lett* **2010**, *10*, 3101.
[280] J. Klein, *Proc Natl Acad Sci U S A* **2007**, *104*, 2029.
[281] I. Lynch, A. Salvati, K. A. Dawson, *Nat Nanotechnol* **2009**, *4*, 546.
[282] L. Shang, S. Brandholt, F. Stockmar, V. Trouillet, M. Bruns, G. U. Nienhaus, *Small* **2011**, *8*, 661.
[283] B. D. Chithrani, M. Dunne, J. Stewart, C. Allen, D. Jaffray, *Nanoscience and Nanotechnology (ICONN)* **2010**, 241
[284] J. H. Luft, *J Biophys Biochem Cytol* **1961**, *9*, 409.

[285] J. Sobotta, U. Welsch, *Atlas Histologie: Zytologie, Histologie, Mikroskopische Anatomie*, Urban & Fischer Verlag, Elsevier GmbH, München, Jena, **2005**.
[286] D. L. Daleke, K. Hong, D. Papahadjopoulos, *Biochim Biophys Acta* **1990**, *1024*, 352.
[287] J. Connor, M. B. Yatvin, L. Huang, *Proc Natl Acad Sci U S A* **1984**, *81*, 1715.
[288] B. V. Derjaguin, L. Landau, *Progress in Surface Science* **2002**, *43*.
[289] I. L. Malvern, Malvern Instruments Ltd., **2012**.
[290] E. J. Verwey, *J Phys Colloid Chem* **1947**, *51*, 631.
[291] M. Wink, *Molekulare Biotechnologie, Konzepte, Methoden und Anwendungen*, Wiley-VCH Verlag GmbH & Co. KGaA, Weinheim, **2011**.
[292] R. F. Guthoff, A. Zhivov, O. Stachs, *Clin Experiment Ophthalmol* **2009**, *37*, 100.
[293] N. Gmeinwieser, *Hochortsaufgelöste spektroskopische Untersuchungen an Galliumnitrit*, Cuvillier Verlag, Göttingen, **2006**.
[294] A. Kampik, F. Grehn, *Augenärztliche Diagnostik*, Thieme Verlag, Stuttgart, **2003**.
[295] U. Beyer, B. Rothen-Rutishauser, C. Unger, H. Wunderli-Allenspach, F. Kratz, *Pharmaceutical Research* **2001**, *18*, 719.
[296] A. A. Mhawi, A. B. Fernandes, F. P. Ottensmeyer, *J Struct Biol* **2007**, *158*, 80.
[297] S. Rollas, G. Küçükgüzel, *The Open Drug Delivery Journal* **2008**, *2*, 77
[298] F. Kratz, T. Roth, I. Fichiner, P. Schumacher, H. H. Fiebig, C. Unger, *J Drug Target* **2000**, *8*, 305.
[299] F. Kratz, A. Warnecke, K. Scheuermann, C. Stockmar, J. Schwab, P. Lazar, P. Druckes, N. Esser, J. Drevs, D. Rognan, C. Bissantz, C. Hinderling, G. Folkers, I. Fichtner, C. Unger, *J Med Chem* **2002**, *45*, 5523.
[300] F. Kratz, U. Beyer, P. Collery, F. Lechenault, A. Cazabat, P. Schumacher, U. Falken, C. Unger, *Biol Pharm Bull* **1998**, *21*, 56.
[301] P. C. Rodrigues, U. Beyer, P. Schumacher, T. Roth, H. H. Fiebig, C. Unger, L. Messori, P. Orioli, D. H. Paper, R. Mulhaupt, F. Kratz, *Bioorg Med Chem* **1999**, *7*, 2517.
[302] B. S. Chhikara, D. Mandal, K. Parang, *J Med Chem* **2012**, *55*, 1500.
[303] S. A. Abraham, D. N. Waterhouse, L. D. Mayer, P. R. Cullis, T. D. Madden, M. B. Bally, *Methods Enzymol* **2005**, *391*, 71.
[304] H. Harashima, H. Kiwada, *Advanced Drug Delivery Reviews* **1996**, *19*, 425.
[305] E. A. A. EMEA, (Ed.: E. A. A. (EMEA)).
[306] R. M. Straubinger, K. Hong, D. S. Friend, D. Papahadjopoulos, *Cell* **1983**, *32*, 1069.
[307] I. Mellman, R. Fuchs, A. Helenius, *Annu Rev Biochem* **1986**, *55*, 663.
[308] S. L. Schmid, R. Fuchs, P. Male, I. Mellman, *Cell* **1988**, *52*, 73.
[309] D. J. Yamashiro, F. R. Maxfield, *J Cell Biol* **1987**, *105*, 2723.
[310] T. Yoshimura, M. Shono, K. Imai, K. Hong, *J Biochem* **1995**, *117*, 34.
[311] J. M. Besterman, R. B. Low, *Biochem J* **1983**, *210*, 1.
[312] I. Canton, G. Battaglia, *Chem Soc Rev* **2012**, *41*, 2718.
[313] Y. Liu, D. A. Peterson, H. Kimura, D. Schubert, *J Neurochem* **1997**, *69*, 581.
[314] E. Mayhew, M. Ito, R. Lazo, *Exp Cell Res* **1987**, *171*, 195.
[315] U. Beyer, B. Rothern-Rutishauser, C. Unger, H. Wunderli-Allenspach, F. Kratz, *Pharm Res* **2001**, *18*, 29.
[316] R. T. Mehta, *Antimicrob Agents Chemother* **1996**, *40*, 1893.
[317] R. M. Rifkin, S. A. Gregory, A. Mohrbacher, M. A. Hussein, *Cancer* **2006**, *106*, 848.
[318] R. A. Sells, I. T. Gilmore, R. R. Owen, R. R. New, R. E. Stringer, *Cancer Treat Rev* **1987**, *14*, 383.
[319] R. A. Sells, R. R. Owen, R. R. New, I. T. Gilmore, *Lancet* **1987**, *2*, 624.
[320] R. Lanza, *Essentials of Stem Cell Biology*, Elsevier Inc., Oxford, **2009**.

[321] J. Mather, P. Roberts, *Introduction to Cell and Tissue Culture* Plenum Press, New York, **1998**.

[322] F. Xiao, Y. Zheng, P. Cloutier, Y. He, D. Hunting, L. Sanche, *Nanotechnology* **2011**, *22*, 465101.

[323] Y. Zheng, D. J. Ffunting, P. Ayotte, L. Sanche, *Radiation Research* **2008**, *169*, 481.

[324] Y. Zheng, L. Sanche, *Radiat Res* **2009**, *172*, 114.

[325] K. T. Butterworth, J. A. Coulter, S. Jain, J. Forker, S. J. McMahon, G. Schettino, K. M. Prise, F. J. Currell, D. G. Hirst, *Nanotechnology* **2010**, *21*, 295101.

[326] S. Jain, J. A. Coulter, A. R. Hounsell, K. T. Butterworth, S. J. McMahon, W. B. Hyland, M. F. Muir, G. R. Dickson, K. M. Prise, F. J. Currell, J. M. O'Sullivan, D. G. Hirst, *Int J Radiat Oncol Biol Phys* **2011**, *79*, 531.

[327] I. Hebeiss, R. Truckenmuller, S. Giselbrecht, U. Schepers, *Lab Chip* **2012**, *12*, 829.

[328] C. L. Ives, S. G. Eskin, L. V. McIntire, *In Vitro Cell Dev Biol* **1986**, *22*, 500.

[329] B. L. Langille, S. L. Adamson, *Circ Res* **1981**, *48*, 481.

[330] R. M. Nerem, M. J. Levesque, J. F. Cornhill, *J Biomech Eng* **1981**, *103*, 172.

[331] K. Katoh, Y. Kano, S. Ookawara, *Vasc Health Risk Manag* **2008**, *4*, 1273.

[332] J. Ando, K. Yamamoto, *Circ J* **2009**, *73*, 1983.

[333] H. Wessells, T. H. Teal, K. Engel, C. J. Sullivan, B. Gallis, K. B. Tran, K. Chitaley, *BJU Int* **2006**, *97*, 1047.

[334] M. J. Vicent, H. Ringsdorf, R. Duncan, *Adv Drug Deliv Rev* **2009**, *61*, 1117.

[335] R. Duncan, *Nat Rev Drug Discov* **2003**, *2*, 347.

[336] Y. Matsumura, K. Kataoka, *Cancer Sci* **2009**, *100*, 572.

[337] H. Maeda, T. Sawa, T. Konno, *J Control Release* **2001**, *74*, 47.

[338] S. Maki, T. Konno, H. Maeda, *Cancer* **1985**, *56*, 751.

[339] A. Nagamitsu, K. Greish, H. Maeda, *Jpn J Clin Oncol* **2009**, *39*, 756.

[340] Y. H. Bae, *J Control Release* **2009**, *133*, 2.

[341] AlexisPlatform, *DRAQ5™ Novel Cell-Permeant Far Red-Fluorescing DNA Probe*, BioStatus Limited, **Issue 0208**.

[342] C. Roth, *Datenblatt Propidiumiodid*, Carl Roth GmbH + Co. KG, Karlsruhe, **2010**.

Anhang

Zu 2.2.1.3 Elektronenmikroskopie

(1) Hydrophile DNA-Au-NP frei (**A**) und liposomal (**B** – **F**)

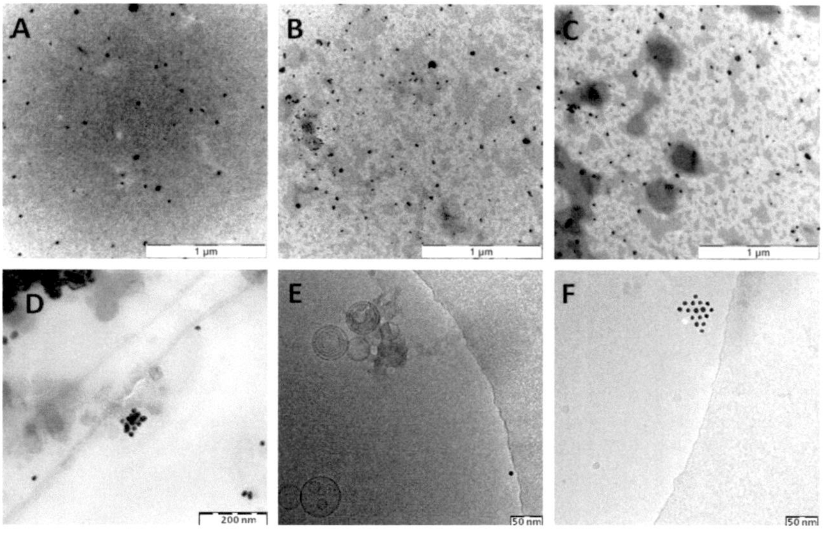

Abbildung 90: Freie DNA-Au-NP und PC Egg Liposomen nach Inkorporierung von DNA-Au-NP; **A** DNA-Au-NP, TEM, 50 kV; **B** – **F** PC Egg Liposomen und DNA-Au-NP; **B, C** TEM, 50 kV; **D** TEM, 200 kV; **E, F** CryoEM, 200 kV.

(2) Lipophile 2 nm SA-Au-NP frei (**A**) und liposomal (**B** – **F**)

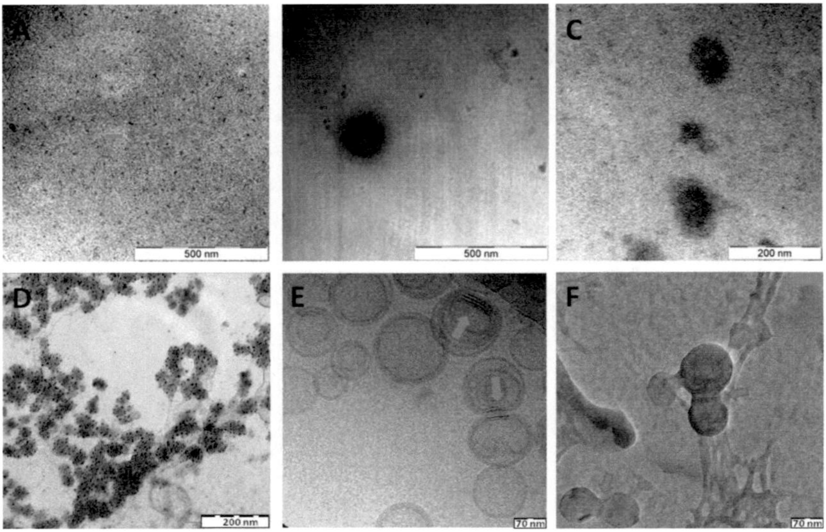

Abbildung 91: Freie 2 nm SA-Au-NP und PC Egg Liposomen nach Inkorporierung von 2 nm SA-Au-NP; **A** 2 nm SA-Au-NP, TEM, 50 kV; **B - F** PC Egg Liposomen und 2 nm SA-Au-NP; **B, C** TEM, 50 kV; **D** TEM, 200 kV; **E, F** CryoEM, 200 kV.

(3) Lipophile 4 nm SA-Au-NP frei (**A**) und liposomal (**B** – **F**)

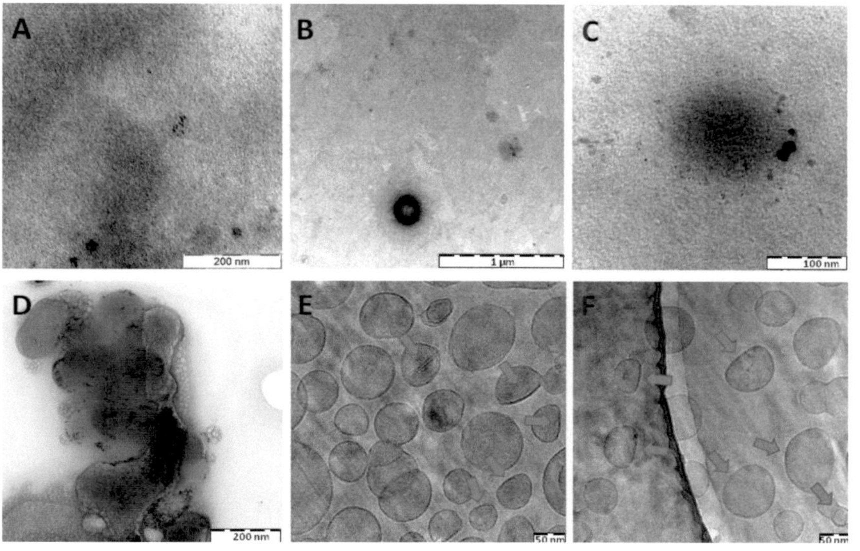

Abbildung 92: Freie 4 nm SA-Au-NP und PC Egg Liposomen nach Inkorporierung von 4 nm SA-Au-NP; **A** 4 nm SA-Au-NP, TEM, 50 kV; **B - F** PC Egg Liposomen und 4 nm SA-Au-NP; **B, C** TEM, 50 kV; **D** TEM, 200 kV; **E, F** CryoEM, 200 kV.

Zu 2.2.2.2 Darstellung der Aufnahme von Nanopartikeln in HeLa-Zellen mittels EPON-Einbettung

(1) HeLa-Zellen nach Inkubation mit freien 2 nm SA-Au-NP und Einbettung

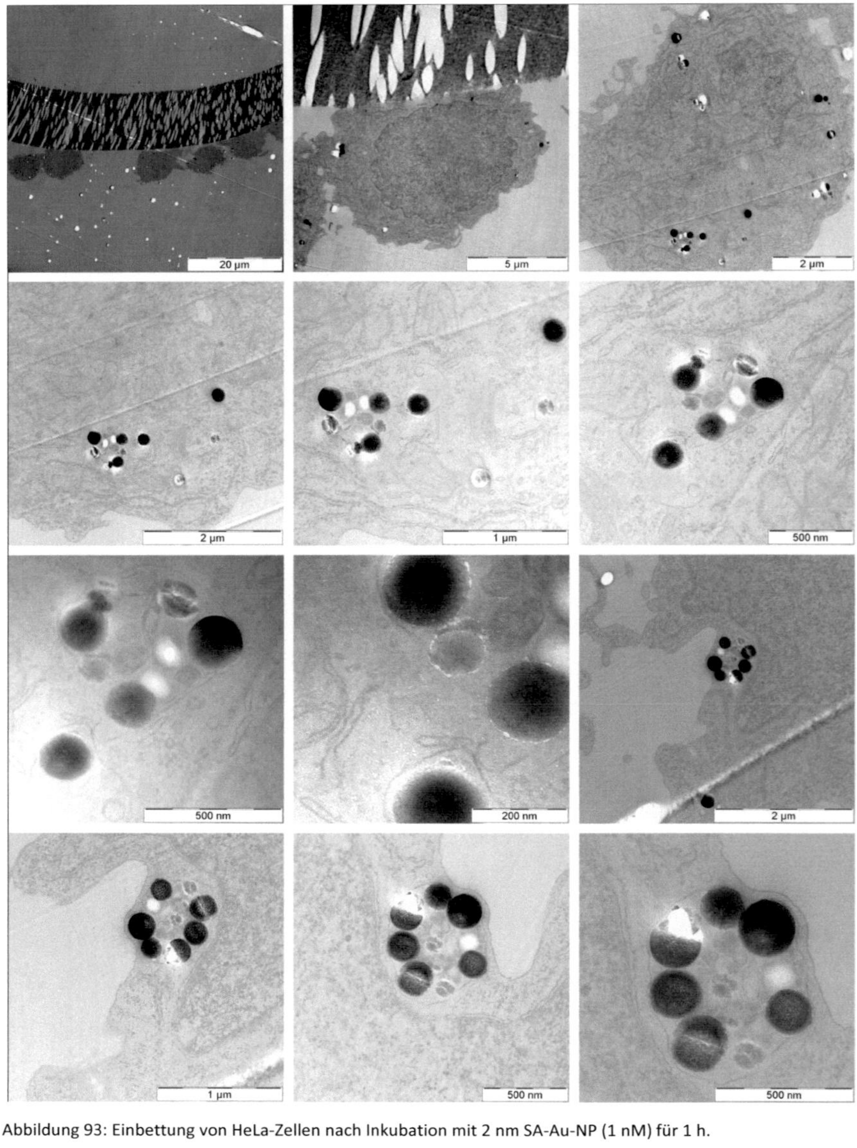

Abbildung 93: Einbettung von HeLa-Zellen nach Inkubation mit 2 nm SA-Au-NP (1 nM) für 1 h.

(2) HeLa-Zellen nach Inkubation mit liposomalen 2 nm SA-Au-NP und Einbettung

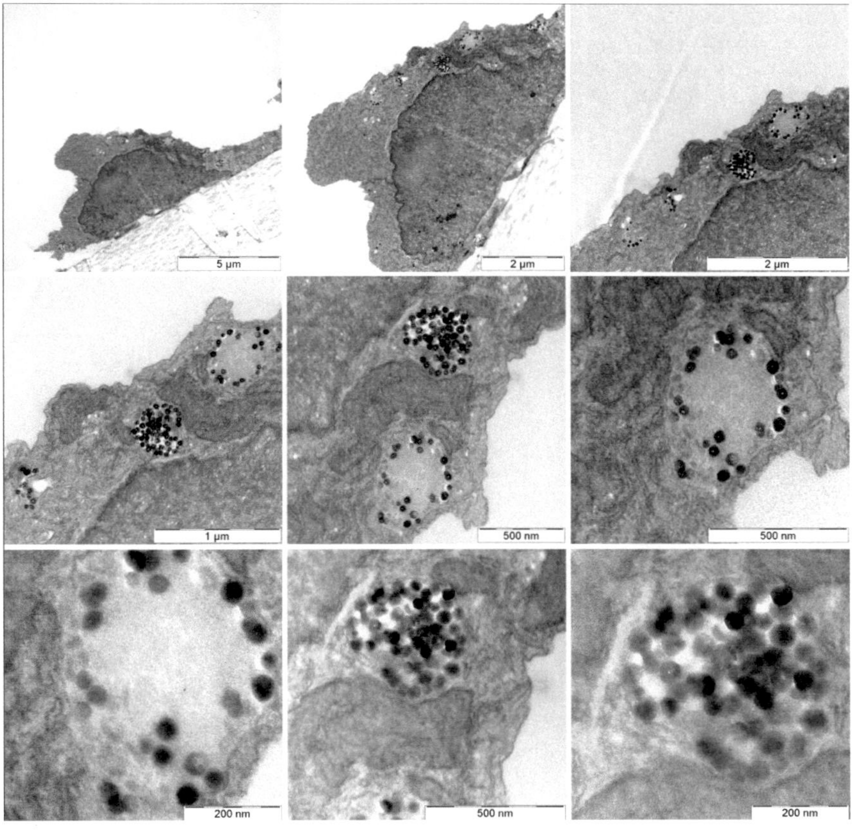

Abbildung 94: Einbettung von HeLa-Zellen nach Inkubation mit Liposomen aus PC Egg nach Inkorporierung von 2 nm SA-Au-NP (1 nM) für 1 h.

Zu 2.3.1.5 Konfokalmikroskopie

(1) Kontrolle: HeLa-Zellen ohne Inkubationslösung (1 – 72 h)

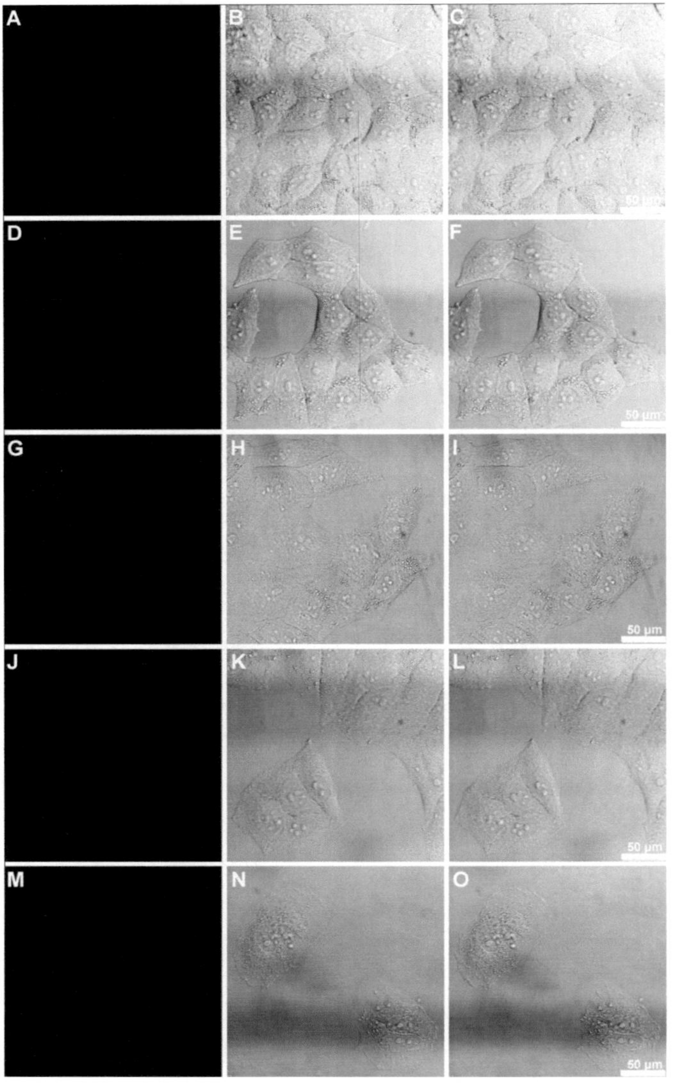

Abbildung 95: Konfokale Fluoreszenzmikroskopie von HeLa-Zellen ohne Inkubationslösung als Kontrolle; nach **A** – **C** 1 h; **D** - **F** 4 h; **G** – **I** 8 h; **J** – **L** 24 h; **M** – **O** 72 h; Über den untersuchten Zeitraum blieben die Zellen intakt. Zudem konnte keine rote Fluoreszenz im gemessenen Emissionsbereich und somit keine Autofluoreszenz der Zellen detektiert werden.

(2) Konfokalmikroskopie: HeLa-Zellen nach Inkubation mit PC Egg Liposomen (1 – 72 h)

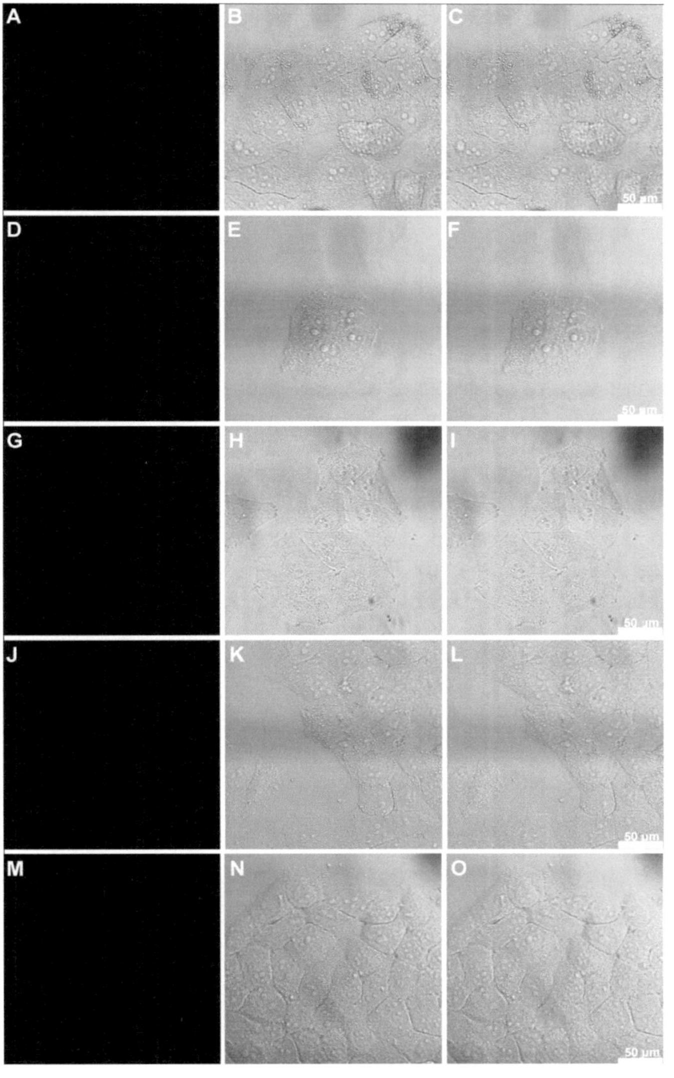

Abbildung 96: Konfokale Fluoreszenzmikroskopie von HeLa-Zellen nach Inkubation mit Liposomen aus PC Egg (0,13 mM, 0,1 mg/ml) nach **A** – **C** 1 h; **D** – **F** 4 h; **G** – **I** 8 h; **J** – **L** 24 h; **M** – **O** 72 h; Über den untersuchten Zeitraum blieben die Zellen intakt. Zudem konnte keine rote Fluoreszenz im gemessenen Emissionsbereich und somit keine Autofluoreszenz der Zellen detektiert werden.

Konfokalmikroskopie (DRAQ5™- und Propidiumiodid-Staining) des Gesamtkonstruktes

DRAQ5™-Staining

Eine Möglichkeit der Färbung von Zellkernen für die Konfokalmikroskopie stellt das DRAQ5™-Staining dar. DRAQ5™ ist ein Fluoreszenzfarbstoff, der eine hohe Zellgängigkeit und Affinität für DNA besitzt. DRAQ5™ wird zur Färbung nukleärer DNA genutzt und findet Anwendung sowohl bei lebenden, als auch bei fixierten Zellen. Die Anregung des Farbstoffs ist bei mehreren Wellenlängen möglich: 488 nm, 514 nm, 568 nm, 633 nm oder 647 nm. Das Emissionsspektrum erstreckt sich von 670 nm bis in den nahen Infrarotbereich.[341]

Propidiumiodid-Staining

Propidiumiodid (PI) ist ein Fluoreszenzfarbstoff, der spezifisch an Nukleinsäuren bindet. PI wirkt wie Ethidiumbromid DNA-interkalierend. Durch die Bindung des Farbstoffs erhöht sich dessen Fluoreszenz um das 20 – 30fache, wobei seine Anregungswellenlänge (488 nm) um ca. 30 – 40 nm ins Rote und das Emissionsmaximum (590 nm) ca. 15 nm ins Blaue verschoben wird. PI wird zur Unterscheidung von lebenden und toten Zellen genutzt, da es nicht durch die intakte Zellmembran, jedoch durch die perforierte Membran toter Zellen permeieren kann (Leben-Tod-Diskriminierung). Zudem wird PI zum Nachweis von Mykoplasmen in Zellkulturen, zur quantitativen DNA-Bestimmung und zur Chromosomenfärbung genutzt.[342]

Für dieses Experiment wurden $5x10^5$ Zellen pro Petrischale in 2 ml DMEM ausgesät und über Nacht bei 37 °C, 5% CO_2 kultiviert. Anschließend wurden die Zellen mit dem liposomalen Drug Delivery System in den gewünschten Konzentrationen inkubiert. Die Inkubationsdauer betrug 24 h und 48 h. Zudem wurden zwei Kontrollen ohne Zugabe der Liposomensuspension mitgeführt. Nach beendeter Inkubationsdauer wurde das Medium abgesaugt und die Zellen mit frischem Medium, das 0,015 nM PI und 25 µM DRAQ5™ enthielt, beschichtet. Nach 10minütiger Inkubation wurden die Zellen zur Mikroskopie verwendet. So konnte eine visuelle Darstellung eventuell auftretender Lebend-Tod-Diskriminierung erfolgen. Die Ergebnisse sind in Abbildungen 97 bis Abbildung 100 dargestellt.

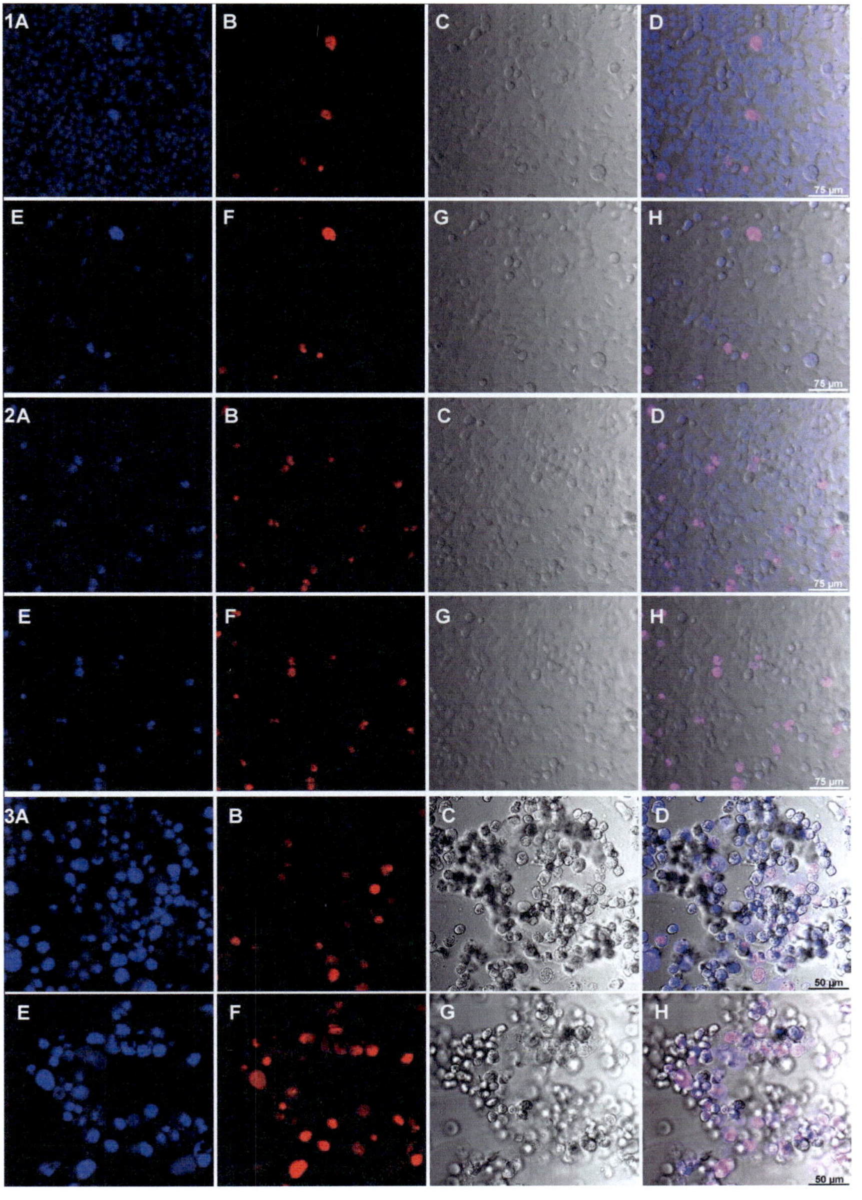

Abbildung 97: HeLa-Zellen nach Inkubation mit dem liposomalen Drug Delivery System aus PC egg (6,5 µM), Doxorubicin-Transporter (0,05 µM) und 2 nm SA-Au-NP (0,05 nM); **1** Kontrolle ohne Zugabe von Liposomen; **2** Aufnahmen 24 h nach Inkubation; **3** Aufnahmen 48 h nach Inkubation; **A – D** untere Ebene **E – H** obere Ebene.

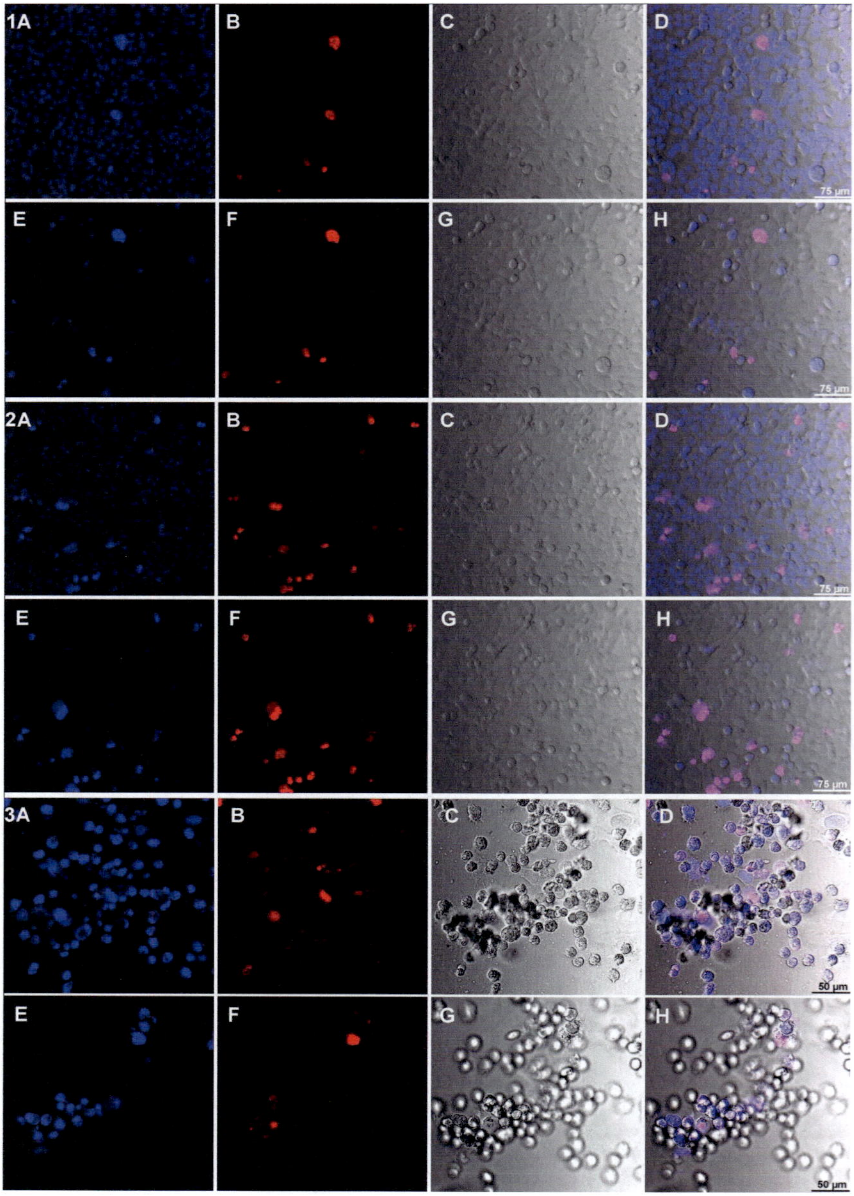

Abbildung 98: HeLa-Zellen nach Inkubation mit dem liposomalen Drug Delivery System aus PC egg (33 µM), Doxorubicin-Transporter (0,25 µM) und 2 nm SA-Au-NP (0,25 nM); **1** Kontrolle ohne Zugabe von Liposomen; **2** Aufnahmen 24 h nach Inkubation; **3** Aufnahmen 48 h nach Inkubation; **A – D** untere Ebene **E – H** obere Ebene.

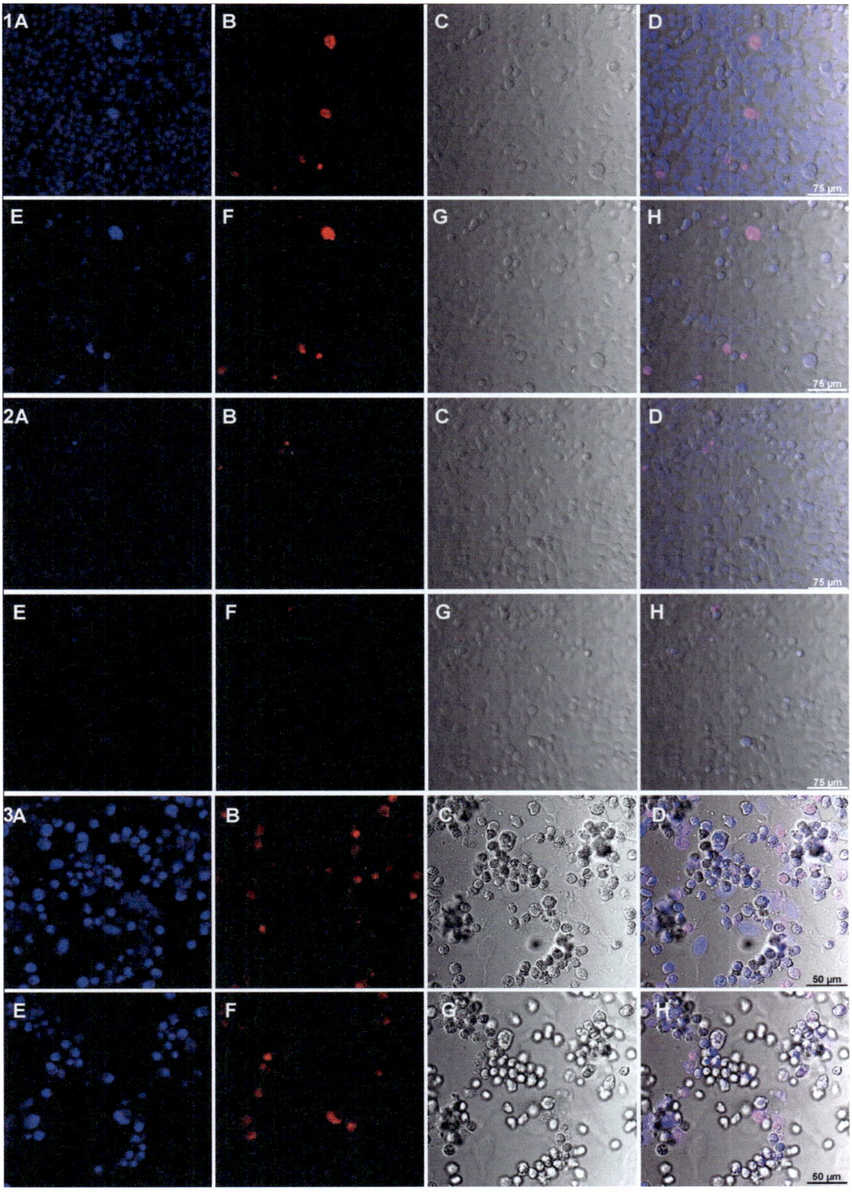

Abbildung 99: HeLa-Zellen nach Inkubation mit dem liposomalen Drug Delivery System aus PC egg (65 µM), Doxorubicin-Transporter (0,5 µM) und 2 nm SA-Au-NP (0,5 nM); **1** Kontrolle ohne Zugabe von Liposomen; **2** Aufnahmen 24 h nach Inkubation; **3** Aufnahmen 48 h nach Inkubation; **A** – **D** untere Ebene **E** – **H** obere Ebene.

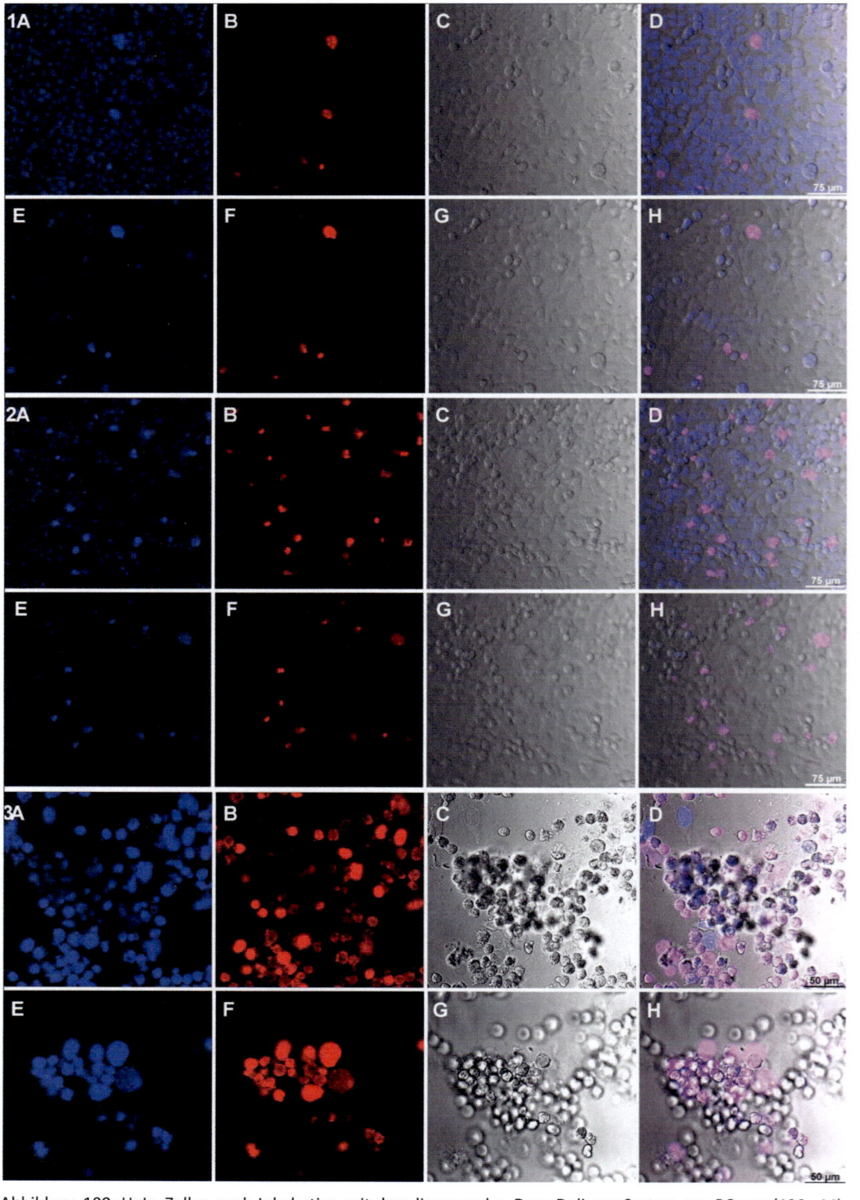

Abbildung 100: HeLa-Zellen nach Inkubation mit dem liposomalen Drug Delivery System aus PC egg (130 µM), Doxorubicin-Transporter (1 µM) und 2 nm SA-Au-NP (1 nM); **1** Kontrolle ohne Zugabe von Liposomen; **2** Aufnahmen 24 h nach Inkubation; **3** Aufnahmen 48 h nach Inkubation; **A – D** untere Ebene **E – H** obere Ebene.

Nach 24-stündiger Inkubation von HeLa-Zellen mit unterschiedlichen Konzentrationen des liposomalen Drug Delivery Systems waren im Vergleich zu den Kontrollproben ohne Zugabe des Systems keine Unterschiede in der Lebend-Tod-Diskriminierung der Zellen zu erkennen. Nach Verlängerung des Inkubationszeitraumes auf 48 h konnte hingegen ein leichter und auch konzentrationsabhängiger Anstieg der Sterberate der Zellen verzeichnet werden. Die höchste Sterberate konnte nach 48stündiger Inkubation mit einer Konzentration von 1 µM des Doxorubicin-Transporters im liposomalen Drug Delivery System beobachtet werden.

Mikroskop	Leica TCS SP5 Tandem (DM6000 Mikroskop)
Software	Leica Application Suite (LAS-AF)
Pinhole	1 Airy (148,6 µm)
Resolution	8 bit
Line Average	32
Format	1024 × 1024 pixels (200 Hz)
Objektiv	HCX APO L U-V-I 63.0x0.90 WATER UV
Laser	
488 nm	11,4%
DPSS 561	on
405 Diode, UV	on
HeNe 633	on
Emission	
bandwidth PMT 2	565 nm – 632 nm
bandwidth PMT3	640 nm – 704 nm

Danksagung

„In jede hohe Freude mischt sich eine Empfindung der Dankbarkeit."

Marie von Ebner-Eschenbach

Mein größter Dank gilt an dieser Stelle meinen ELTERN und GROSSELTERN, die jederzeit für mich da sind. Eure stets ermutigenden Worte, aber auch Eure finanzielle Unterstützung, ermöglichten mir diesen Werdegang und dafür bin ich Euch von ganzem Herzen dankbar!

Mein herzlichster Dank gilt auch JONAS. Danke, für Dein geduldiges Zuhören und, dass Du immer für mich da bist, wenn ich Dich brauche. Danke, für Dich!

Auch all meinen FREUNDEN, ganz besonders JUDITH, möchte ich danken, dass sie in meiner Freizeit immer einen wunderbaren und fröhlichen Ausgleich zu meiner Arbeit darstellen und mir in jeder Lebenslage zur Seite stehen.

UTE SCHEPERS danke ich zunächst dafür, dass sie es mir ermöglichte an diesem Projekt zu arbeiten. Vielen Dank für die tatkräftige Unterstützung, die informativen und anregenden Gespräche sowie Dein großes Engagement in allen Hinsichten. Danke auch für Deinen Beistand in schweren Zeiten. Vielen Dank für die schöne Zeit!

STEFAN BRÄSE danke ich für die anfängliche Übernahme der Betreuung meiner Doktorarbeit und die stets freundliche Zusammenarbeit.

Weiterhin möchte ich UTE SCHEPERS, STEFAN BRÄSE sowie JONATHAN SLEEMAN danken, dass sie die Funktion als mein TAC-Komitee übernommen haben. Danke für die konstruktive Kritik und auch für die weiterführenden Anregungen zu meiner Arbeit.

RENÉ GÜNTHER danke ich sehr für die stets geduldige Hilfe in Computer-Angelegenheiten, auch im privaten Bereich. Außerdem vielen, vielen Dank für die schönen und erholsamen Kaffeepausen, die sehr unterhaltsamen Gespräche und aufmunternden Worte und natürlich für den Kaffee.

Bei CHRISTOPH und KONSTANTIN möchte ich mich ganz besonders für die Hilfe im Labor bedanken. Euer ständiges Engagement, Eure Zuverlässigkeit und auch Eure hilfreichen Ideen waren eine sehr große Unterstützung für mich. Es hat sehr viel Spaß gemacht mit Euch zusammenzuarbeiten. Ich wünsche Euch noch weiterhin viel Erfolg!

Weiterhin möchte ich dem ganzen LABOR 224 für die wunderschöne Zeit, stets fröhliche Arbeitsatmosphäre und die tolle Zusammenarbeit danken. Besonderer Dank geht dabei an ISABELLA, OLGA, JUDITH und LARISSA. Danke für schöne Gespräche, gemeinsame Erlebnisse und Ausflüge. Danke aber auch dafür, dass Ihr auch immer ein Rückhalt in schwierigen Zeiten gewesen seid. Danke JUDITH für`s Korrekturlesen.

An dieser Stelle möchte ich allen KOOPERATIONSPARTNERN und Personen danken, die mir verschiedenste Laborgeräte oder Anlagen zur Verfügung stellten und ohne die die Durchführung und Anfertigung dieser Arbeit nicht möglich gewesen wäre:

Danke an DANIA KENDZIORA und LJILJANA FRUK für die Synthese der Nanopartikel und die sehr freundlichen und informativen Gespräche. Danke auch besonders für Eure Zuverlässigkeit.

DANIEL FÜRNISS danke ich für die Synthese und Bereitstellung des Doxorubicin-Transporters.

SILVIA ANDRASCHKO, CARSTEN WEISS, HERRN FOTOUHI und IRENE WACKER-SCHRÖDER danke ich sehr für die Einweisung und tatkräftige Unterstützung bei der Elektronenmikroskopie. Vielen Dank für die Bereitstellung des Gerätes sowie auch für viele informative Gespräche und die Hilfsbereitschaft.

GÖTZ HOFHAUS und RASMUS SCHRÖDER des Bioquant in Heidelberg möchte ich für die Hilfe bei der Cryoelektronenmikroskopie danken. Danke für die Bereitstellung der Geräte, die tatkräftige Unterstützung und die gute Zusammenarbeit.

MARLON VELDWIJK, NINA BURGER, ANNE KIRCHNER, NICOLE ROTH sowie FREDERIK WENZ der Universitätsmedizin Mannheim danke ich sehr für die Unterstützung bei den radiologischen Versuchen.

LINXIAO YANG, LI SHANG und GERD ULRICH NIENHAUS danke ich für die Ermöglichung der Spinning Disk Konfokalmikroskopie Versuche. Vielen Dank für die sehr tatkräftige Unterstützung, die Durchführung der Versuche und die sehr konstruktiven Gespräche. Vielen Dank für die sehr gute Zusammenarbeit.

Bei FRANK KIRSCHHÖFER und GERALD BRENNER-WEISS möchte ich mich für die Bereitstellung des Zetasizer™ und auch die Hilfe bei der Einarbeitung in das Gerät bedanken. Vielen Dank für die stets sehr freundliche und zuverlässige Zusammenarbeit.

MARYAM RASTEGAR und TIM SCHARNWEBER möchte ich für die Einarbeitung und geduldige Unterstützung bei der Konfokalmikroskopie danken.

Ich danke ganz besonders auch der CARL-ZEISS-STIFTUNG für die finanzielle Förderung des Promotionsvorhabens.

Danke für die schöne Zeit!